わかりやすい
フッ素の
応用とひろめかた

― 21世紀の健康づくりとむし歯予防 ―

編 集

境　　　脩

小林　清吾

佐久間汐子

田浦　勝彦

八木　　稔

学建書院

編 集

境　脩	福岡歯科大学名誉教授
小林清吾	日本大学松戸歯学部教授
佐久間汐子	新潟大学医歯学総合病院講師
田浦勝彦	東北大学病院講師
八木　稔	新潟大学医歯学総合研究科助教授

執 筆 (五十音順)

井後純子	愛知県健康福祉部健康対策課総括専門員
井下英二	滋賀県大津健康福祉センター健康福祉推進課課長
岩瀬達雄	佐賀県杵藤保健所副所長
榎田中外	静岡県榛原町　歯科医師
木本一成	神奈川歯科大学講師
小佐々順夫	京都府綾部市　歯科医師
小林清吾	前　掲
齋藤愼一	福島県歯科医師会フッ化物応用委員会委員長
境　脩	前　掲
佐久間汐子	前　掲
田浦勝彦	前　掲
高橋徳昭	愛媛県伊予市国保中山歯科診療所・伊予市歯科保健センター
田口千恵子	日本大学松戸歯学部
玉城民雄	沖縄県久米島町立具志川歯科医院
浪越建男	香川県開業・長崎大学歯学部臨床教授
西原　徹	子供の歯を守る会実行委員・新潟市歯科医師会会員
萩原吉則	社団法人富岡甘楽歯科医師会
晴佐久悟	福岡歯科大学助手
八木　稔	前　掲
山本武夫	富山県南砺市　歯科医師

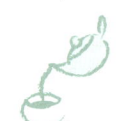

はじめに

　歯科保健におけるフッ化物の応用は，ここ数十年におよぶ膨大な研究に支えられて国際的にも歯科保健上の基本的な施策として確固とした地位を築いてきました．その理由は単に，高い確実なむし歯予防効果が立証されているというばかりでなく，天然の飲料水中フッ化物濃度が適正な地域で得られた自然の知恵を応用したフロリデーション（水道水フッ化物濃度調整，communal water fluoridation，水道水フロリデーション）や，自然の飲食物中に含まれるフッ化物の日常的な摂取経験からみた安全性の保障，高い費用効果率に代表される経済性などがあげられます．そして，これらの特長によって支えられる優れた公衆衛生特性ゆえに，フッ化物は，広く「みんなの健康生活を守る」ための公衆衛生的応用に優れている点が強調されています．ことにフロリデーションについては，最近のアメリカ歯科医師会雑誌に「祝　水道水フロリデーション60周年」として紹介されたように，1945年1月25日，ミシガン州グランドラピッズにおいて世界で初めてむし歯予防を目的として公共水道にフッ化物が添加されて以来，フッ化物濃度調整した水道水を使用している住民はすでに3世代に及んだとのことです．

　最近，わが国でもこの分野において進展がみられています．1999年，日本歯科医学会は「フッ化物応用に関する総合的見解」を公表，翌2000年，厚生省（現厚生労働省）は水道水質基準内で「議会の決議など住民合意を条件に水道水フッ化物濃度適正化の技術支援などを行う」と発表，日本歯科医師会は「水道水フッ化物濃度調整は公衆衛生的に優れた方法である」と表明しました．また，2003年1月14日，厚生労働省は医政局長，健康局長連名通知として「フッ化物洗口ガイドライン」を全国に通知し，フッ化物洗口を保育園や幼稚園，学校などで集団応用できる点が大きな特徴であると位置づけました．ちなみに，この通知は，この分野の国の指針としては，1966年に「弗化物歯面局所塗布実施要領」が当時の厚生省医務局歯科衛生課よりだされて以来，実に37年ぶりのことです．

　最近の状況から，NPO法人・日本むし歯予防フッ素推進会議の調査によると，わが国での学校等におけるフッ化物洗口は，2004年4月現在，45道府県の3,923施設で約40万人，39万6,702人の学童・児童が参加しているとのことです．これ以前の調査年であった2002年の調査結果と比較すると実施施設数972で32.9％の増加，参加児童・学童数で93,520人，30.8％と大幅な増加を示しました．当法人はかねてから学校等におけるフッ化物洗口の参加人数を2010年に100万人という目標を掲げていますが，これはその重要な一歩になったと評価されました．

　しかし現実をみると，わが国でのフッ化物の応用はやっとその緒についたばかりともいえましょう．フッ化物洗口の普及は全国平均ではいまだ対象児童・学童の約4％と少なく，フロリデーションの実施地区は存在しないのです．しかし，フッ化物の公

衆衛生的応用は，いかなる観点からみてもその優れた公衆衛生特性ゆえに，その期待値はきわめて大きく，他のいかなる健康政策と比較しても，まさに圧倒的であることを強調しなければなりません．

本書は，全4章およびQ＆Aからなっていますが，全体として歯科医療を通じて『みんな（地域住民）のための健康生活の向上』について公衆衛生的なフッ化物の応用を進めることの意義と方法について述べたものです．第1章では，現在の日本人の歯の健康評価を踏まえ，公衆衛生的なフッ化物応用の意義と重要性に関連して，わが国の歯科医療のありかたにも言及しており，第2章では，フッ素とは何かと題して，自然界におけるフッ化物の意味を生物の進化を踏まえた新しい視点に基づいた考察から，フロリデーションの意義について記し，フッ化物の国際的な普及状況から，当該問題に対する世界保健機関WHOや国際歯科連盟FDIによる実施勧告をはじめ，わが国における日本歯科医学会や日本口腔衛生学会および厚生労働省等によるフッ化物応用の普及に向けての最近の見解を紹介しました．

第3章では，21世紀の健康づくりと題して，それに必要な口腔疾患の社会的対策として，むし歯予防を公衆衛生の場で進める意義について，学校でフッ化物洗口を実施することの意義，健康の公正の実現，ヘルスプロモーション等，具体的でわかりやすい記述となっています．また，第4章では，フッ化物の応用とひろめ方と題して，これまで各地域において，行政や歯科医師会を基盤に，あるいは最前線の開業歯科医師として実際にフッ化物洗口を進めてきた方々の経験を基に，その経緯と問題点についての貴重な記述をいただきました．これらは今後，各地域においてこうした実際的な取り組みを考えている方々にとって貴重な情報となることでしょう．

今日，わが国の最重要課題である地域歯科保健の向上を通じて「みんな（地域住民）のための健康生活の向上」を達成するために，地域保健に責任のある方々の研鑽と具体的な行動を願って，本書の紹介とさせて戴きます．

2005年7月

編者一同

推薦の序

　わが国の公衆衛生上の問題で，私にとって不思議でならないことが一つある．それは「むし歯予防に対するフッ化物応用」に関するわが国の現状である．

　今世紀はじめからのアメリカ合衆国の Eagar 博士，McKay 博士，Dean 博士らによる地域住民の飲料水中のフッ化物濃度とむし歯所有者率の調査研究は世界の疫学研究の歴史に残る最もすばらしい業績の一つである．同時に私はまた，この疫学的知見をもとにいち早く飲料水フッ化物添加を承認したアメリカ合衆国公衆衛生局の態度（科学的に正しいと認められたとき，これをシステム化して国民全体に恩恵が及ぶようにする健康政策の決定），ならびに世界で最初にフロリデーションを導入したアメリカ　グランドラピッズ市民に敬意をはらっている．

　私は大学医学部卒業後の 16 年間を東北大学病院で内科臨床医（腎臓学専攻）としてすごし，このあいだに手がけていた中毒性腎障害（重金属，薬剤など）の仕事が縁となって，臨床から離れ，環境医学（重金属中毒学）・衛生学（予防医学）に転じて 25 年になるが，地域保健に従事するなかで，無歯顎が高齢者の健康の質にはかりしれない負の影響を及ぼしていることを知った．高齢者から無歯顎者をなくす第一の方法はいうまでもなく年少者のむし歯予防である．

　新潟県の「むし歯半減 10 か年運動」は県市町村行政当局，地元歯科医師会，大学の連携のもとにフッ化物塗布とフッ化物洗口を中心とするむし歯予防事業であるが，ここであげた成果は第二次大戦後のわが国における学校保健の最大の成果といっても過言ではない．私には 6 歳と 9 歳の孫がいる．もし彼らがグランドラピッズ市か新潟県で暮らすことができれば，私とは違い，孫たちは丈夫な歯を一生享受出来るであろう．なぜ，この運動がほかの地域に組織的に広がらないのであろう？　何が普及を妨げているのだろう？

　わが国の健康保険制度はまさに破綻に瀕していて，大きな社会問題となっている．平成 14 年度国民医療費の上位 5 をみると，循環器系の疾患 5 兆 4 千万円，歯科診療医療費は 3 兆 6 千万円，新生物 2 兆 7 千万円，呼吸器系の疾患 2 兆円，精神および行動の障害 2 兆円となっている．歯の健康は高齢者のクオリティ　オブ　ライフを左右する大きな要因であり，また，医療費の面でも大きな問題となっているのに「歯の健康を守る事業」が国の重点的健康政策となっていないのはなぜなのだろう？　フッ化物応用の具体的なアクションプランのない「8020 運動」でよいのだろうか？

地域および学校歯科保健に熱心に取り組んでおられる開業歯科医師（長崎市）のお一人に「先生が学校歯科医をしている小学校でフッ化物洗口ができませんか？」とお尋ねしたことがある．「フッ素は有毒だと信じ込んでいるお母さんがいて歯科医師だけでは説得がむずかしい，また，学校医の協力と理解を得られないことも多い」というお返事であった．

　むし歯予防，ひいては無歯顎者を減少させることは高齢社会における国民の健康水準向上の必須条件である．換言すれば「健康に関して専門性をもつ」と任ずるすべての組織が連携して対処すべき問題だということである．この5年ほどのあいだに，日本歯科医師会，日本口腔衛生学会，厚生労働省などが「フッ化物応用」を「日本の歯科保健向上のための望ましい方法」であると推奨してきたことはまことに喜ばしい．さらに，日本医師会，日本薬剤師会，日本衛生学会，日本公衆衛生学会などの国民の健康を守ることを責務とする諸学会が「むし歯予防に対するフッ化物応用」を支援すべきではないだろうか．これをしないでは国民の健康を守る専門家集団とはいえないであろう．

　国民の皆様に対して「歯の健康を守るためフッ化物の応用」について「情報公開」と「説明責任」をはたしうる最良の書が本書だと信ずる．境　脩名誉教授，小林清吾教授をはじめ，長年にわたりフッ化物応用の実現に向けて尽力してこられた編著者に心からの敬意を表します．本書の刊行により「夜明けは近い」と私は確信する．

2005年7月

長崎大学学長　齋藤　寛

Contents

Chapter 1 日本人の歯の健康度と公衆衛生的フッ化物利用
田浦勝彦

- A 生涯にわたる歯と口の健康づくり … 2
    1. 歯の健康寿命の延伸と歯の平均寿命の現状 … 2
    2. 歯の健康づくりの脅威は「むし歯」と「歯周病」である … 4
- B むし歯の状況 … 6
    1. 日本における乳歯のむし歯は減少傾向にあるが国際的にはいまだ高い水準にある … 6
    2. 日本の小児の永久歯むし歯は減少傾向にあるが，10歳代後半から成人期にかけて，永久歯むし歯は高い水準である … 8
    3. 生涯を通じたむし歯予防 ─特に成人と高齢者のむし歯予防─ … 9
- C 歯を失わないために … 11
    1. 歯周病の予防 ─歯周病の現状と歯周病のリスクファクター─ … 11
    2. 再石灰化のための環境づくり ─脱灰を抑え，再石灰化を促進する─ … 13
- D 公衆衛生的フッ化物利用の現状 … 14
    1. むし歯予防のためのフッ化物利用の歴史 … 14
    2. 日本におけるむし歯予防のためのフッ化物利用の歴史 … 15
    3. 日本におけるフロリデーションの歴史 … 16
    4. 日本におけるフロリデーションの再開に向けて … 18
    5. 日本における集団フッ化物洗口のこれまで … 21
    6. 日本における集団フッ化物洗口のこれから … 22
- E 21世紀における国民健康づくり運動「健康日本21」とフッ化物利用 … 24
    1. 「健康日本21」は21世紀の道標となる健康施策である … 24
    2. 「健康日本21」と歯の健康 … 24
    3. 「健康日本21」とフッ化物利用 … 24
    4. 「健康日本21」の中間年評価と対象集団のフッ化物利用 … 24
    5. 21世紀における国民健康づくり運動（「健康日本21」）と「ヘルシーピープル2010」 … 26

Chapter 2 フッ素とはなにか

境 脩

- A 自然界とフッ素 ... 30
  - 1 母なる海 ... 31
  - 2 フッ素のクラーク数 0.03 ... 33
- B フッ化物と生物の進化 ... 34
  - 1 大気中の酸素濃度の変遷 ... 34
  - 2 海水のフッ化物濃度は6億年変化していない ... 35
  - 3 硬い殻をもつ生物の出現 ... 36
- C 栄養・ミネラルとしてのフッ素 ... 37
  - 1 フッ素は必須微量元素 ... 37
  - 2 食品中のフッ化物 ... 38
  - 3 日本の食品にはすべてフッ化物が含まれている ... 39
- D フッ化物摂取と健康 ... 40
  - 1 飲料水中のフッ化物摂取と骨折リスク ... 40
  - 2 フッ化物適正摂取量と摂取許容量 ... 42
  - 3 フッ化物推奨投与量 ... 43
- E フロリデーション ... 43
  - 1 フロリデーションにおける至適濃度 ... 43
  - 2 フロリデーションの安全性 ... 44
  - 3 飲料水フッ化物の至適濃度とバイオ・マーカー ... 45
- F 世界におけるフッ化物の応用 ... 45
  - 1 世界におけるフロリデーション ... 45
  - 2 世界におけるフッ化物応用の推移 ... 45
  - 3 フロリデーションは WHO および FDI（国際歯科連盟）が承認・推進している ... 47
- G フッ化物応用に対する日本の見解 ... 48
  - 1 日本歯科医学会 ―フッ化物応用についての総合的な見解― ... 49
  - 2 日本口腔衛生学会 ―今後のわが国における望ましいフッ化物応用への学術支援― ... 49
  - 3 厚生労働省 ―フッ化物洗口ガイドライン― ... 50

Chapter 3　むし歯予防を公衆衛生の場で進める意義

小林清吾

A	公衆衛生の基本的考え方	54
B	むし歯は歯周病と並ぶ大きな社会的問題	55
C	学校でフッ化物洗口を実施することの意義	57
	1　教育的支援	58
	2　組織的支援	58
	3　経済的支援	58
	4　環境的支援	58
D	口腔保健における不平等を是正し，健康の公正を実現する	59
E	市民と歯科医師の両者が得をする社会　both win	60
F	むし歯予防を公衆衛生の場で進める意義は「上流へ向かえ　going upstream」にあり	62
G	ヘルスプロモーション：社会的支援活動(解決のプロセス)	63
	1　政府による健康政策づくり	64
	2　健康を支援する環境づくり	65
	3　地域活動の活性化	65
	4　個人の健康生活実践能力の付与	66
	5　保健資源活用の方向転換	66
H	公衆衛生を進める力	66
	1　疫学データ	66
	2　政策的智恵	67

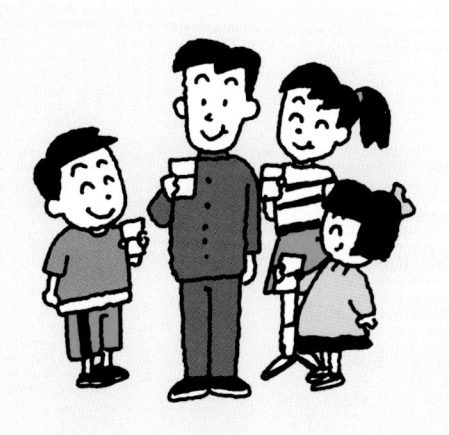

Chapter 4　フッ化物の応用とひろめかた

佐久間汐子

- ◆スクールベースのフッ化物洗口はこうして進めましょう　70
- ◆佐賀県でのフッ化物洗口に取り組んで　73
- ◆滋賀県におけるフッ化物洗口の事例　76
- ◆愛知県行政としてのフッ化物洗口　78
- ◆愛媛県伊予地区および愛媛県における
   スクールベースのフッ化物洗口のひろがり　80
- ◆沖縄・久米島における 14 年間の取り組み　83
- ◆香川県でのフッ化物洗口を広めるために　85
- ◆京都府におけるフッ化物洗口の広がり　88
- ◆静岡県での活動を通じて　91
- ◆群馬県・富岡甘楽歯科医師会の取り組み　—地域歯科医師会が
   フッ化物洗口プログラムに対して行った支援とその成果—　94
- ◆富山県におけるフッ化物洗口　97
- ◆福島県歯科医師会の取り組み　—フッ化物応用委員会の活動—　99
- ◆新潟県でのフッ化物利用による，むし歯予防について
   —「子供の歯を守る会」30 年の軌跡—　101

Q & A

八木　稔

- A　基礎知識　106
- B　安全性　107
- C　意見　110
- D　その他　113

参考資料

田浦勝彦

- 要領や見解などに関するもの　115
- 国内雑誌に掲載された総説　115
- 国内の専門家向け図書　116

イラスト●関根康信

Chapter 1

日本人の歯の健康度と公衆衛生的フッ化物利用

歯を喪失する主な原因は,「むし歯」と「歯周病」です.

むし歯は,脱灰と再石灰化のバランスの崩れから発生します.

そこで私たちは,脱灰を上回る再石灰化の環境下で暮らせば,むし歯から解放される確率が高くなります.

再石灰化促進因子としては,宿主因子としての唾液中ミネラル成分はもとより,主な物質にフッ化物があげられます.フッ化物の利用について,個人の努力だけでなく,社会の支援による公衆衛生的利用が不可欠です.

21世紀における歯の健康づくりが進展し,健全な歯を育む活動が拡がれば,早期に「8020」を達成でき,残存する28歯をより健康に保持できれば,「8028」も夢ではありません.

近年の疫学資料によれば，小児期のむし歯は 1980 年代前半のピークをすぎて漸減傾向にあります．しかしながら，小児期の歯の健康に依然として較差が存在し，成人期では相変わらず高いむし歯経験の水準となっています．しかも，高齢期になるにつれて歯の喪失が指数的に増えている状態がつづいています．歯の喪失を引き起こす口腔の疾病はむし歯と歯周病です．近年，これらをコントロールすれば予防可能な疾病であることが明らかになっています．そこで政府の方策として，厚生労働省は「21 世紀における国民健康づくり運動(健康日本 21)」の歯の健康の項目で，歯の健康寿命の延伸のための具体的な方策と目標値を設定しています．また，国民の各年齢層は歯の健康の大切さを学習し，社会的に歯のケアについての関心が高まってきています．

　このような歯科医学的ならびに社会的背景から，21 世紀前半の歯科界においては，まずこれまでの治療主体から歯科保健医療への変換を急務とすべきことに言及したいと思います．その具体的な方策としては，20 世紀の歯科保健医療を一変させたむし歯予防の基礎となるフッ化物利用について述べていきます．各種フッ化物利用の方法については，科学的根拠に基づいた公衆衛生施策として立証されており，公衆衛生的フッ化物利用の導入・実践・継続が，これからのむし歯予防の成否の鍵になります．

■治療中心から予防主体の歯科保健医療へ

　20 世紀に日本で行われてきた歯科医療の「むし歯と歯の喪失対策」の特長として，「子どもにむし歯の治療を」「老人に入れ歯を」に代表されるように対症療法・治療中心ということがあげられます．それらを反省して，21 世紀には「むし歯のない子どもの育成」「8020 運動*」「生涯にわたる口腔の健康づくり」が標語にうたわれているように，「予防」と「健康づくり」を主体とするタイプの歯科保健医療への変換と，その実践が不可欠となってきています(図 1-1)．

A　生涯にわたる歯と口の健康づくり

1　歯の健康寿命の延伸と歯の平均寿命の現状

■「8020 運動」のはじまり

　日本では，20 世紀後半に「人生 80 年の時代」を迎えて，1988(昭和 63)年，「第二次国民健康づくり対策(アクティブ 80 ヘルスプラン)」が実施され，この時期から歯科保健分野では「8020 運動」を展開するようになりました．そして，「健康日本 21」の歯の健康の項目として，歯の喪失防止について「80 歳における 20 歯以上の自分の歯

＊1988 年，愛知県の衛生対策審議会・歯科保健対策専門部会において，高齢化社会に対する成人の歯科保健目標として「8020 キャンペーン」の実施が決まり，1989 年から全国に先駆けて「8020 運動」が始まりました．1992 年からは厚生労働省もこの運動を本格的に取り上げ，全国的に展開されるようになりました(愛知県歯科医師会 HP より)．

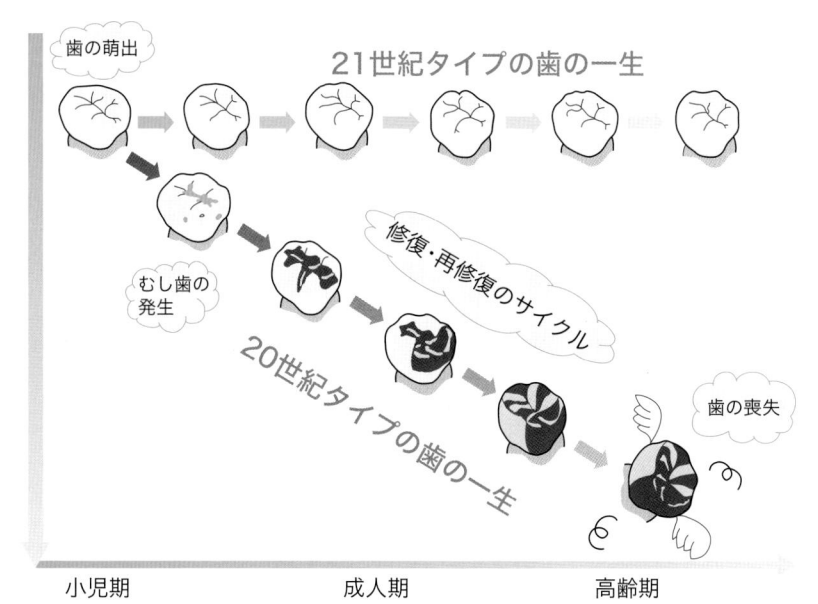

図1-1 20世紀と21世紀における日本人の歯の一生

を有する者の割合及び60歳における24歯以上の自分の歯を有する者の割合の増加」（**表1-6**参照）が目標になっています．

■「8020運動」は歯を守るキャンペーンである

これまでは，高齢になり歯を喪失したら，「入れ歯」によって機能などを回復するという対症療法が主流でした．しかし，すでに歯科医学の面からは，歯の喪失により，噛む力は激減し，「入れ歯」装着者は食事をはじめ日常生活で不自由な局面にさらされることが明らかになっています．1999年の歯科疾患実態調査成績では，「8008」という数字でした．この改善を目指して「8020運動」が提起されました．自分の歯が20歯以上あれば比較的歯ごたえのある食品を噛むことができるという経験的な資料に基づいて進められています．

さて，大半の人々の永久歯の数は28歯（第三大臼歯を除く）です．生涯にわたり自分の健康な28歯で噛むことが本来の姿ですから，「8020運動」は歯の喪失を防止するための中間的な数値目標ということになります．

■「8020運動」のこれまでとこれから

図1-2に，6年に1回行われてきた歯科疾患実態調査成績による「8020」の達成者の割合を示しました．また，歯の平均寿命の推移（女性）を**図1-3**に示しました．

21世紀における歯の健康づくりが進展し，健全な歯を育む活動が拡がれば，早期に「8020」を達成できるし，残存する28歯の「より健康な歯」を保持できるでしょう．したがって，「8028」も夢ではありません．これを実現するには，歯の喪失の主な原因となっているむし歯と歯周病の予防のために，個人のライフスタイルづくり，公的な政策の導入，環境づくりによる支援が不可欠です．

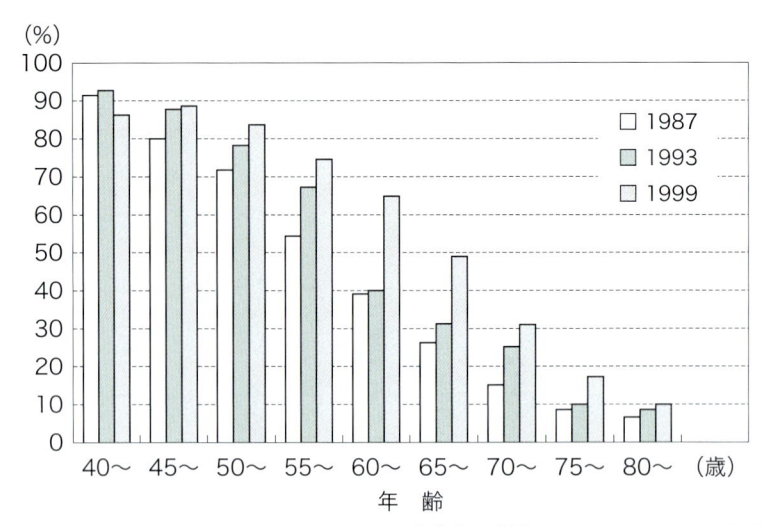

図1-2 8020達成者の割合
(歯科疾患実態調査, 厚生労働省より)

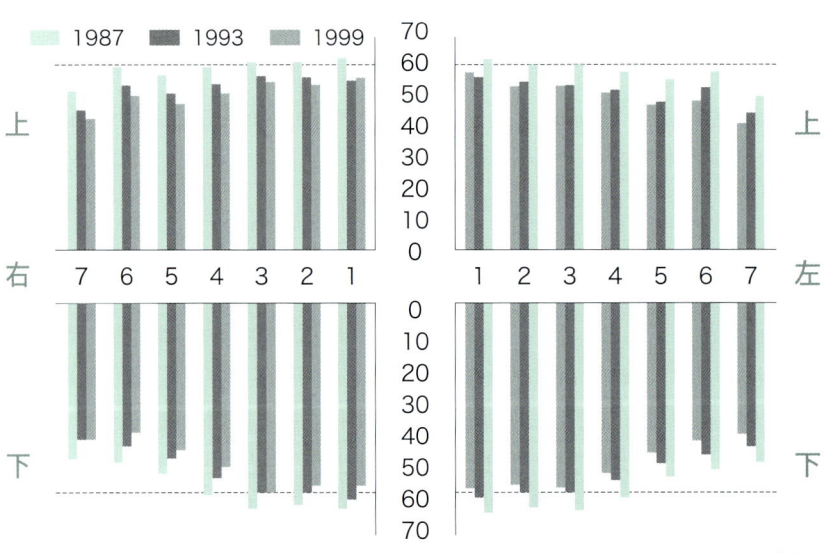

図1-3 歯の平均寿命の推移(女性)
(歯科疾患実態調査, 厚生労働省より)

2 歯の健康づくりの脅威は「むし歯」と「歯周病」である

■歯の喪失の原因の約9割は「むし歯」と「歯周病」である

　日本における歯の喪失に関する原因調査によれば，調査年度，方法や対象地域に違いはあるものの，すべての年齢を合算すると，むし歯と歯周病による歯の喪失の割合がおよそ9割を占めています(図1-4)．50歳代以降になると，歯周病による歯の喪失割合が急増してきますが，まず「むし歯」を予防することが先決課題であることはいうまでもありません．

□ むし歯　□ 歯周病　□ その他

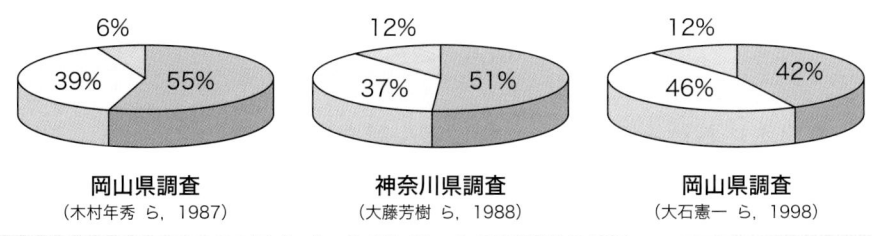

岡山県調査
（木村年秀 ら，1987）
55%　39%　6%

神奈川県調査
（大藤芳樹 ら，1988）
51%　37%　12%

岡山県調査
（大石憲一 ら，1998）
42%　46%　12%

図 1-4　抜歯に至った原因調査の結果

■歯科治療の限界と歯の喪失

　20世紀の歯科治療は，むし歯の対症療法を主として人々の歯の健康を支援してきました．ところが，その結果を検証した報告によると，治療の対象となった歯は再治療の機会にさらされてしまいます．精巧に治療された歯が，脱離・二次的なむし歯などで再治療を余儀なくされた場合の耐用平均年数は，処置によって差異はあるものの5～10年という成績でした（**表1-1**）．このことから，「むし歯を削って詰めて人工的に修復してもなかなか治らない」ことがわかります．また，歯冠修復歯と健全歯を対象に歯の喪失のリスクを調べた成績では，歯冠修復歯は健全歯に比べて歯を喪失する危険度が約3～9倍高いことがわかります（**図1-5**）．以上のことから，「20世紀の治療中心型の対症療法では十分に歯を長持ちさせることはできなかった」と結論づけることができます．

表 1-1　脱落修復歯の平均耐用年数

修復物	アマルガム	レジン	インレー	クラウン	ブリッジ
脱　落	8.4	3.3	4.1	6.2	6.2
歯髄炎	6.0	5.6	5.3	8.9	7.5
平　均	7.4	5.2	5.4	7.1	8.0

（森田　学 ほか：歯科修復物の使用年数に関する疫学調査，口腔衛生学会雑誌，45：788-793，1995 より）

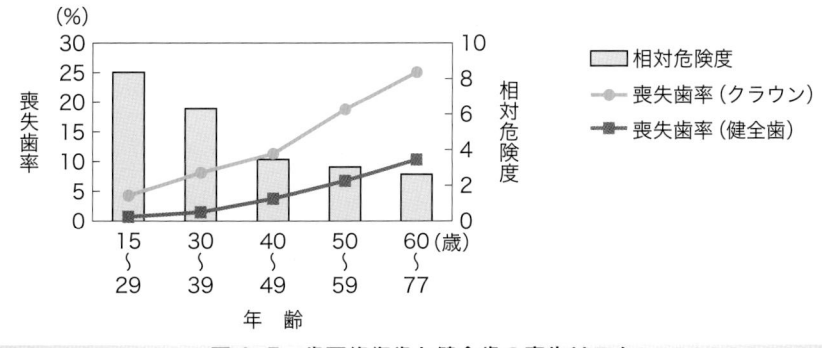

図 1-5　歯冠修復歯と健全歯の喪失リスク
（安藤雄一 ほか：日本歯科評論，618：195-205，1994 より）

B むし歯の状況

1 日本における乳歯のむし歯は減少傾向にあるが国際的にはいまだ高い水準にある

■乳歯のむし歯は減少傾向にある

　歯科疾患実態調査によれば，乳歯の一人平均むし歯数は減少傾向にあり，1〜4歳児ではむし歯のない幼児が半数を超えています（図1-6, 7）．しかしながら，5, 6歳児のむし歯有病者率はおのおの64％と78％であり，増齢的に増加しています．5, 6歳児のむし歯については，「半数の幼児にむし歯がない」という西暦2000年目標（WHO/FDI）を達成していないことになります．したがって，乳歯のむし歯は，むし歯予防先進諸国の幼児よりも多いのが現状です（図1-8）．

図1-6　乳歯のむし歯有病者率の推移

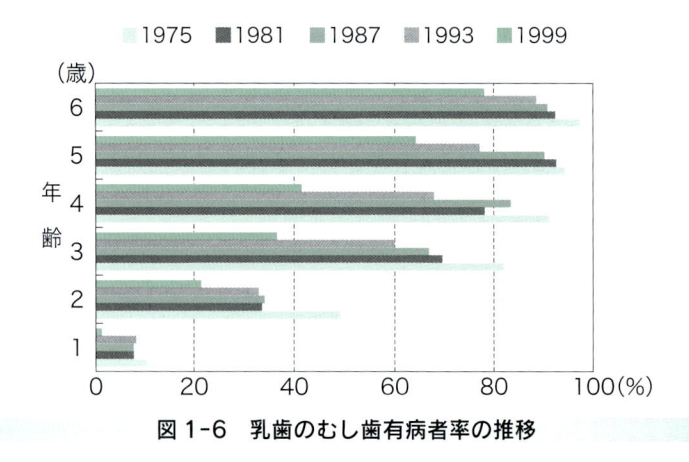

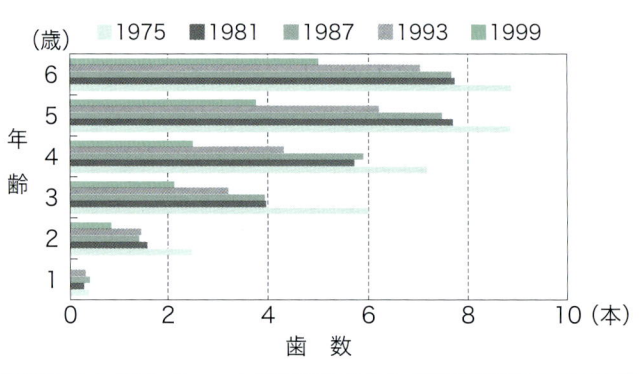

図1-7　一人平均の乳歯むし歯数の推移

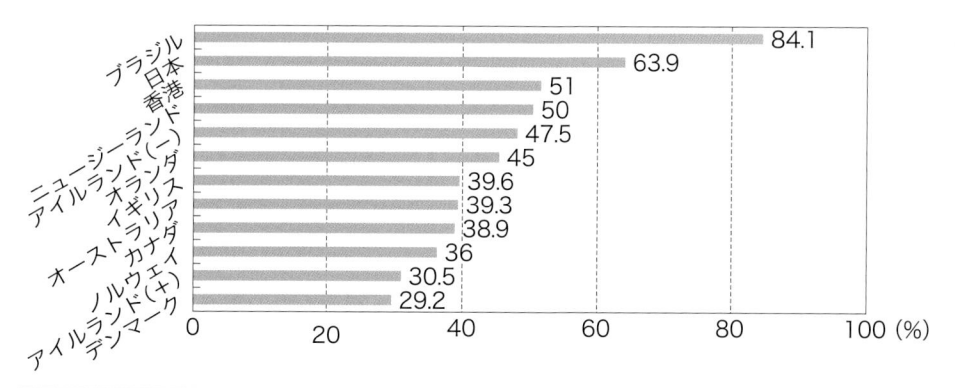

図 1-8　国別の 5 歳児のむし歯有病者率
（http://www.whocollab.od.mah.se/countriesalphab.html）

■乳歯のむし歯数に地域と個人の較差の存在

　このように近年，日本の乳歯のむし歯は減少傾向にありますが，注目すべき乳歯のむし歯の現状として，明らかに地域較差と個人間の較差が存在しています．図 1-9 に，2002 年の 3 歳児のむし歯について上・下位の 5 都県をグラフに示しました．それによると，東北と九州各県の 3 歳児のむし歯数が多い現況にあります．また，集団内での 6 歳児 60 名前後のむし歯の百分率パーセンタイル表示（図 1-10）では，むし歯のない幼児は 38.7％ですが，10 歯以上のむし歯数の幼児が 11.3％というように，較差が拡がっています．

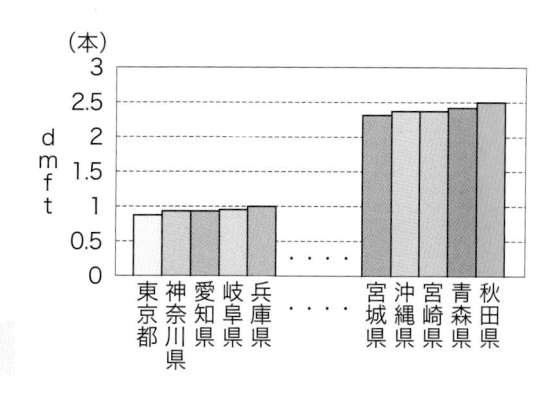

図 1-9　都道府県別
3 歳児のむし歯数の較差

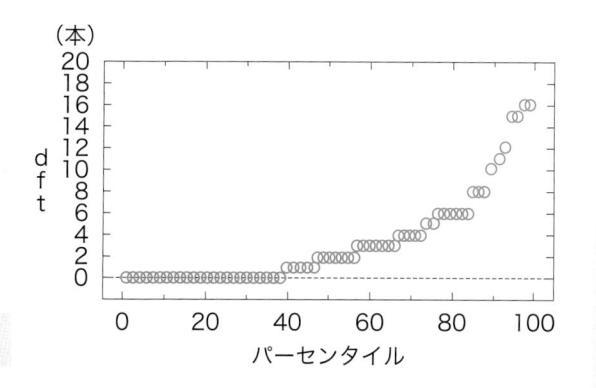

図 1-10　集団内 6 歳児の
むし歯の分布

むし歯の状況

7

2 日本の小児の永久歯むし歯は減少傾向にあるが，10歳代後半から成人期にかけて，永久歯むし歯は高い水準である

■小児の永久歯のむし歯は減少傾向にある

国際的に12歳児のむし歯数が比較の対象になっています．西暦2000年の歯科保健の第一目標であった「12歳児のむし歯数を3以下にする」(WHO/FDI)を日本もクリアしました．ところが，世界のむし歯予防先進国の12歳児のむし歯数は「1」に収束しつつあります(図1-11)．日本でも「健康日本21」の目標値として，12歳児における永久歯の1人平均むし歯数(DMFT)の減少として，西暦2010年の目標値を「1歯以下」と掲げています．

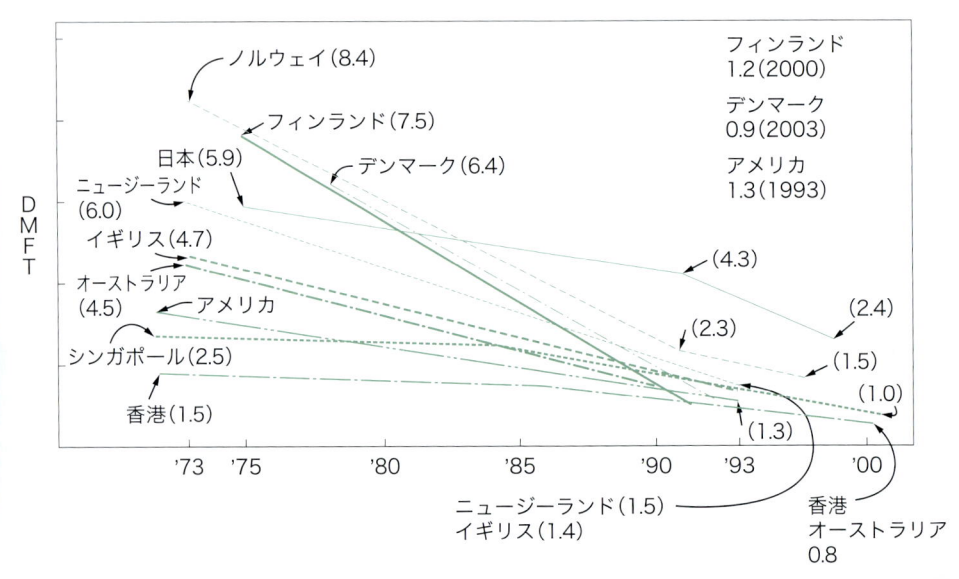

図1-11 世界各国の12歳児のむし歯数の推移
(World Health Statistics Quarterly, WHO, 1994 より)

■永久歯のむし歯数に関する地域較差と個人間較差の存在

日本での永久歯のむし歯についても都道府県で較差があります．図1-12に，2000年の12歳児のむし歯数について，上・下位の5県をグラフで示しました．図1-9と同様に都道府県でむし歯数の較差を認めます．都道府県別に一番むし歯の少ない新潟県1.42と，最多の沖縄県4.10では約3倍の開きがあります．また，新潟県内で集団フッ化物洗口を実施している地域のむし歯数は0.92と低く，県内の集団フッ化物洗口を実施していない地域の12歳児のDMFT 1.85に比べて0.93少なく，集団フッ化物洗口を実施している地域では，すでに西暦2010年目標値を上回っています．このように，都道府県間と新潟県内での較差が歴然と存在しています．

また，学校間と個人間の較差も認められています(図1-13)．A校は学校でのフッ化物洗口未実施校であり，B校はフッ化物洗口実施校です．おのおの小学6年生のむし歯数の分布を示しています．学校間ならびに個人間較差が明らかとなっています．

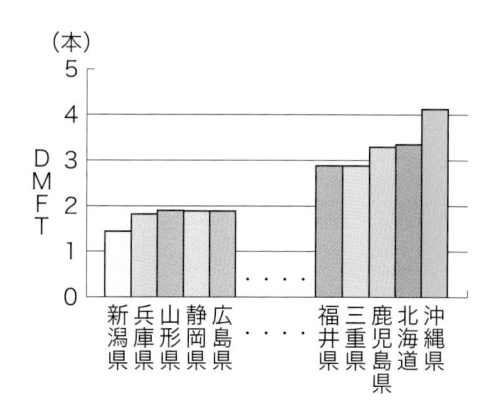

図 1-12　都道府県別 12 歳児のむし歯の状況

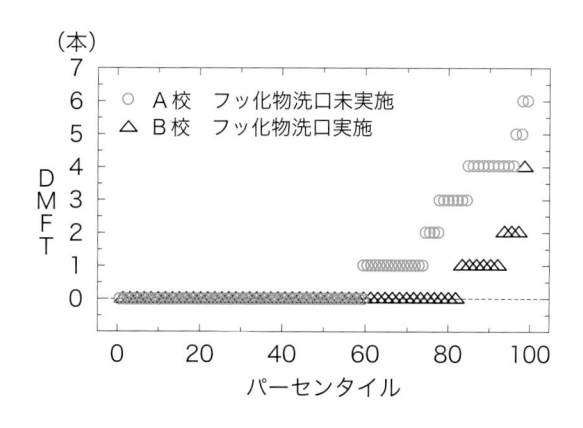

図 1-13　2 小学校の 6 年生のむし歯数の分布

3　生涯を通じたむし歯予防
── 特に成人と高齢者のむし歯予防 ──

■隣接面のむし歯と歯根面のむし歯

　「むし歯は子どもの病気」という時代はすぎ去りました．生涯にわたり自分の健康な歯で生活を営むためには，小児期から高齢期に至る適切なむし歯予防が必要不可欠です．成人から高齢にいたるむし歯発生の特徴として，成人期の隣接面のむし歯と，高齢者の歯根面のむし歯があげられます．これらの部位に発生するむし歯も予防可能な段階にあります．

　歯科疾患実態調査（1999）によれば，40 歳代前半まで処置歯は増加傾向にあります．その後，二次的なむし歯と歯周病による歯の喪失のために現存歯は減少していきます（図 1-14）．

　さらに，高齢期にいたるむし歯の発生は，歯肉の退縮した部位である歯根面のむし歯を特徴とします（図 1-15）．グラフのように，歯根面のむし歯は高齢になるにつれ増加傾向にあります．したがって，高齢期の口腔ケアの際に歯根面のむし歯予防を重視する必要があります．

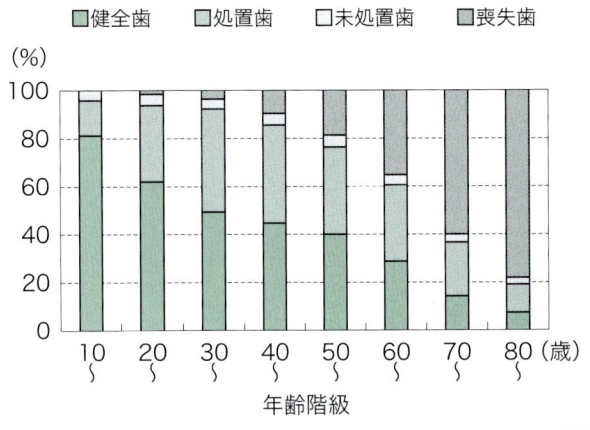

図 1-14　年齢階級別むし歯等の状況

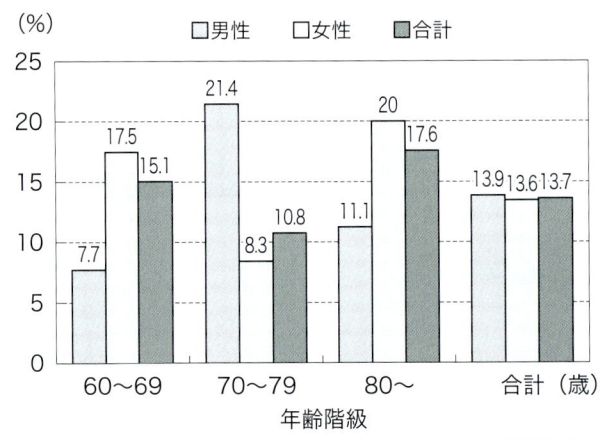

図 1-15　年齢階級別歯根面のむし歯の状況

■繰り返し治療の終着は無歯顎と総入れ歯

　すでに述べたように，むし歯の発生に伴う修復治療には限界があります（p.5 参照）．さらに歯周病が加わると加速度的に歯の喪失を引き起こし，最終的には無歯顎となって，総入れ歯という悪循環になります（図 1-16）．このように，20 世紀では「老人になると入れ歯」のスタイルが受容されてきましたが，21 世紀，私たちは歯の喪失を食い止め，自分の健康な歯で快適な生活を営むことができるように，人々の歯の健康づくりを支援できる体制づくりを目指して努力することが大切です．

図1-16 むし歯の運命図

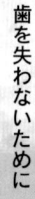

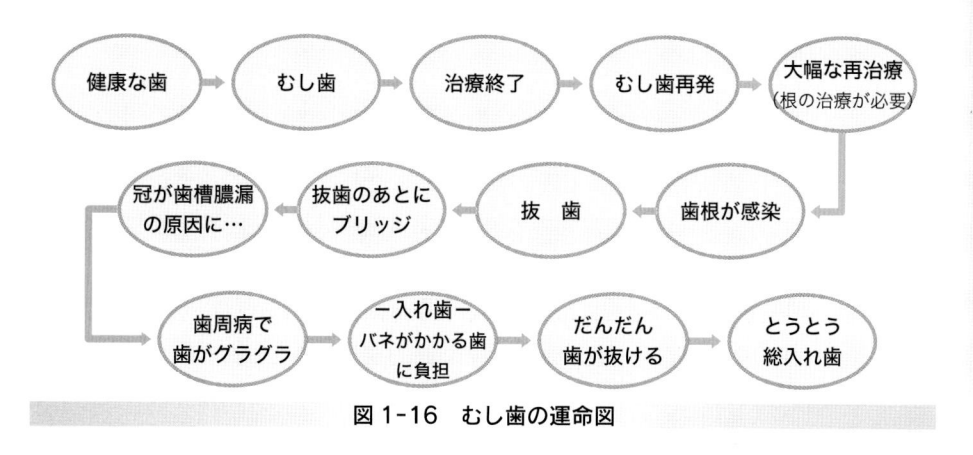

C 歯を失わないために

1 歯周病の予防
── 歯周病の現状と歯周病のリスクファクター ──

■増齢的に認められる歯周組織の破壊

　歯を喪失する主な原因は「むし歯」と歯周病です．増齢につれて，歯周の破壊による歯の喪失が増加します（**図1-4**）．歯科疾患実態調査（1999）において WHO の CPI（地域歯周疾患指数）で評価したところ，歯周病の有所見者は 45〜54 歳群が 88.4％ と最高値でした．その後，歯の喪失のために，みかけ上では，歯周病の割合は減少しますが，歯周ポケットを有する者の割合が増えて歯周病の重症化の傾向を認めます（**図1-17**）．

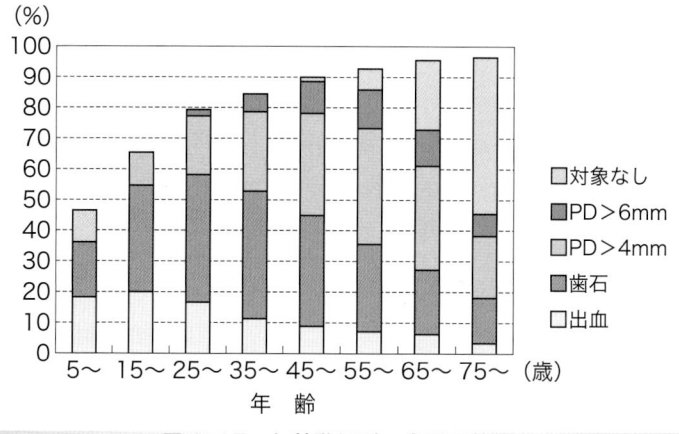

図1-17　年齢階級別の歯周の状況

■歯周病のリスクファクター
—喫煙，糖尿病，ストレス—

　歯周病は，歯周病原菌（*Porphyromonas gingivalis*，*Bacteroides forsythus*^{ポルフィロモナス ジンジバリス　バクテロイデス フォーサイサス}など）によって引き起こされる内因感染症です．CPI の基準に代表されるように，歯肉からの出血や歯石沈着，それらに継発する上皮付着の破壊による歯周ポケット形成の過程をたどります．そこで，歯周の保健にはプラークコントロールが重視されます．

　しかし，歯周病の発症と進行には，さまざまな危険因子（リスクファクター）が関与することが明らかになってきました．歯周の抵抗力を減弱させる諸要因です．その主な因子は喫煙です．喫煙により，歯周組織の免疫力を低下させて歯槽骨の吸収が早まります．これは喫煙開始年齢が若いほど，また，喫煙蓄積本数が多いほど歯周病の増悪を加速させると報告されています．さらに，全身の抵抗力を弱める糖尿病やストレスも歯周病の危険因子としてあげられます．また，女性のホルモンの変化や歯ぎしり，歯のくいしばりも歯周病の進行の一因子と考えられています．図 1-18 にそのモデルを示しました．

　したがって，歯周病予防の基本には，「健康日本 21」で掲げる栄養・食生活，身体活動と運動，休養・こころの健康づくりをあげることができ，全身の抵抗力を高めることが大切です．

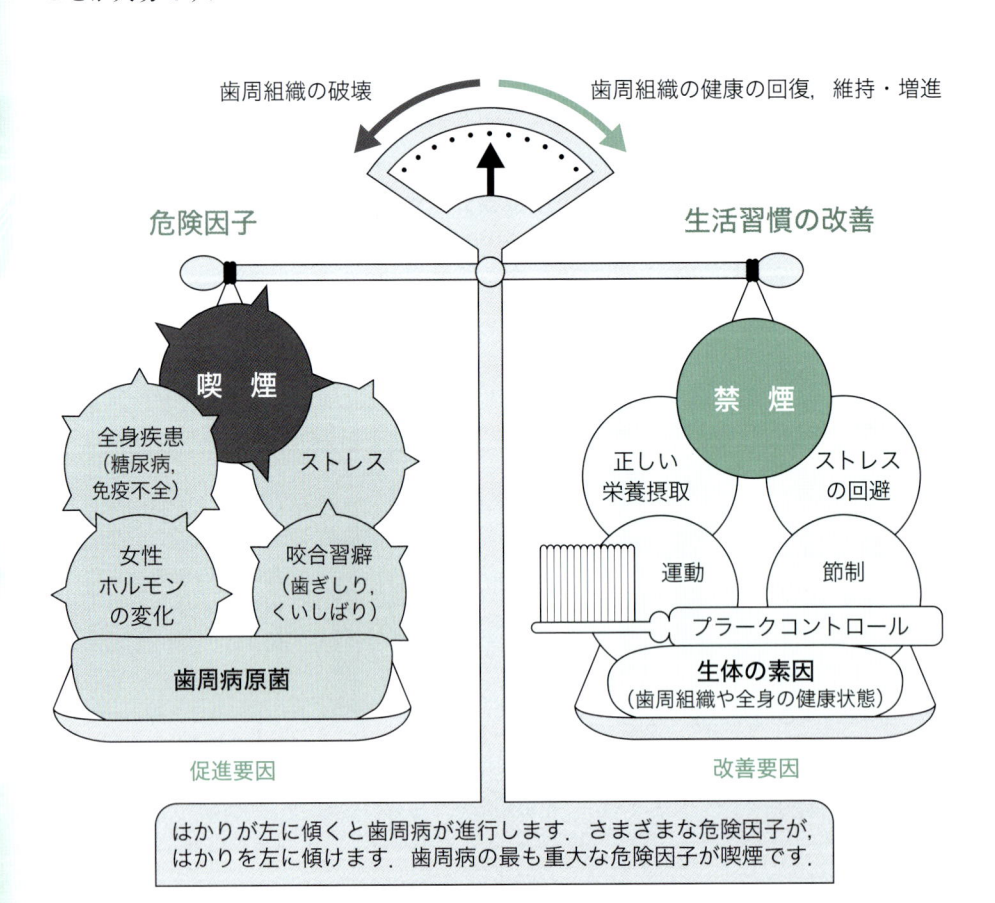

図 1-18　歯周組織の保健因子とリスクファクター

2 再石灰化のための環境づくり
― 脱灰を抑え，再石灰化を促進する ―

■むし歯は脱灰と再石灰化のバランスの崩れから発生する

歯を溶かす作用である脱灰と，歯を守る作用である再石灰化の平衡関係が崩れて，一方的に脱灰が進行した結果，むし歯の穴を生じます．それを模式的に表したのが**図1-19**です．そこで私たちは，脱灰を上回る再石灰化の環境下で暮らせば，むし歯から解放される確率が高くなります．脱灰因子としては，むし歯の原因菌，発酵性炭水化物があげられ，主な再石灰化促進因子にフッ化物があげられます．当然ながら，再石灰化の過程で，唾液中のミネラル成分は宿主因子として参与します．

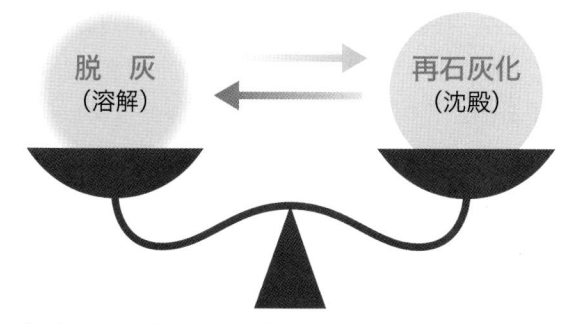

脱灰（歯を溶かす作用）と再石灰化（歯を守る作用）のバランスが崩れると，むし歯が進行します
図1-19　脱灰と再石灰化の平衡関係

■20世紀のむし歯研究の成果
―フッ化物のむし歯抑制効果と再石灰化―

R. C. Page博士は20世紀におけるむし歯研究の成果の一番目に「フッ化物のむし歯抑制効果」をあげています．20世紀には，むし歯の病因が判明し，むし歯をコントロールできるようになってきました．

その端緒は，自然が教えてくれたむし歯予防方法でした．19世紀の終盤から20世紀初頭にかけて，「歯のフッ素症（いわゆる斑状歯）」の原因究明の過程で，その原因が歯の石灰化期に過量のフッ化物を長期にわたり摂取することによるものと特定されました．その一方で，飲み水の中にフッ化物が適量含まれる場合は，その地域に暮らす人々にはむし歯が少ないことがわかりました．これをきっかけに20世紀のむし歯予防は成功の道を歩みはじめたのです．

表1-2　20世紀のむし歯研究の成果

- フッ化物のむし歯抑制効果
- むし歯形成におけるミュータンス菌，乳酸桿菌の役割
- エッチング（酸処理），ボンディング（接着）の開発
- 再石灰化
- むし歯進行の緩慢さ

（Roy C. Page：歯科学研究―歯科臨床への貢献，歯界展望，87(5)：1076-1092, 1996 より）

D 公衆衛生的フッ化物利用の現状

1 むし歯予防のためのフッ化物利用の歴史

■むし歯予防のためのフッ化物利用は自然が教えてくれた方法!

　むし歯予防に有益なフッ化物イオン発見の過程について振り返ってみましょう.その発見の端緒は,大学や研究所の試験管や動物実験研究のなかから明らかにされたのではありません.人々のありふれた日々の暮らしのなかで,健康面の課題——ここでは患者,家族と地域に認められたいわゆる「審美的に問題のある重度の歯のフッ素症」の原因を追究したところ,数量的に「歯のフッ素症」の出現頻度と当該地域の人々のむし歯数とのあいだの関係が明らかになり,「歯のフッ素症」のある人々にむし歯が少ないことがわかりました(これを記述疫学の段階といいます).

　1930年代になると,その原因物質として,飲料水中の2〜14ppmという過量のフッ化物の存在が明らかになりました.1930年代後半から1940年代前半にかけて,アメリカ各地の飲料水中のフッ化物濃度が測定され,小児のむし歯数と程度分類された「歯のフッ素症」との三者の関係から,飲料水中に約1ppmのフッ化物の存在によって,むし歯は最少となり,また,審美的に問題のある歯のフッ素症の出現を認めないという分析的な結果が得られました.そこで,自然の状態での1ppmの地域に習って,都市水道水中のフッ化物濃度の調整を試験的に始めることになりました.1945年,ミシガン州グランドラピッズをはじめ,北アメリカの4都市の水道水中のフッ化物が約1ppmに調整されました(図1-20).その結果,およそ10年後にこれらの都市の小児のむし歯はフロリデーション(水道水フッ化物濃度調整,communal water fluoridation,水道水フロリデーション)前に比べて50〜70%減少しました.これにより,自然の状態で約1ppmのフッ化物濃度の地域の小児のむし歯と同じ水準になりました(図1-21).

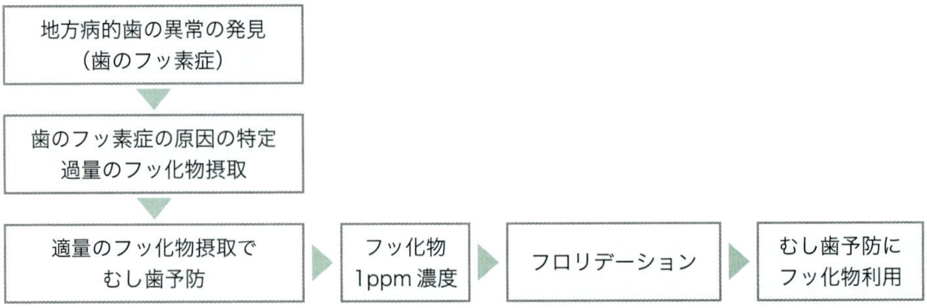

図1-20　むし歯予防のためにフッ化物が利用されるまで

地方病的歯の異常の発見（歯のフッ素症）→ 歯のフッ素症の原因の特定　過量のフッ化物摂取 → 適量のフッ化物摂取でむし歯予防 → フッ化物1ppm濃度 → フロリデーション → むし歯予防にフッ化物利用

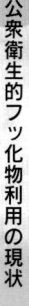

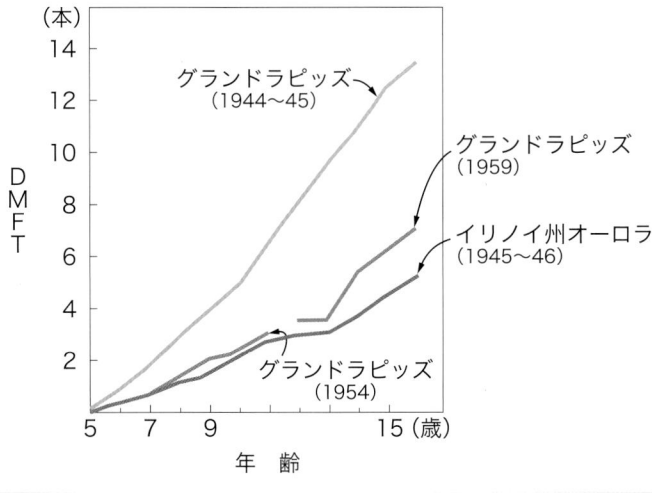

図 1-21 フロリデーションの成果
(ⒸAmerican Dental Association)

2　日本におけるむし歯予防のためのフッ化物利用の歴史

■日本における「歯のフッ素症」調査からむし歯予防へ

　日本においても諸外国と同様に20世紀前半に「歯のフッ素症」の報告が多数あります．1928(昭和3)年，富取卯太治は，岡山県赤磐郡の一集落で歯のフッ素症を発見し，「地方病性歯牙硬組織の異常」として発表し，さらに，正木 正らも日本における「歯のフッ素症」の地理的分布を報告しています．歯のフッ素症の地質学的分布として，北海道から九州に至る火山帯に対応して「歯のフッ素症」が確認されています．また，井戸水にも高濃度のフッ化物が含まれている地域も認められています．このような歯のフッ素症の発見と，その原因が歯の形成期に長期に過量のフッ化物を含む水の飲用であることが明らかになりました．この歯のフッ素症の発見については，諸外国と同様な過程をたどりました．しかし日本では，歯のフッ素症の調査とその発生予防の段階から，むし歯予防のための積極的なフッ化物の活用，とりわけ公衆衛生的フッ化物利用の段階へと踏み出すパワーに欠けていました．この理由としては，科学としての疫学の未成熟，むし歯に対する関心の低さも一因なのでしょう．

　二度の世界大戦の際に，アメリカやニュージーランドではむし歯に起因する歯の喪失は国家的な健康問題であり，その解決策としてフロリデーションを積極的に導入しました．これに対して日本では，むし歯の問題が占める比重ははるかに小さく，結核の撲滅のほうがきわめて重要な健康問題でした．

　人の暮らしのなかから，最適な飲料水中のフッ化物濃度は約1ppmであることが明らかになりました(**図1-22**)が，日本ではこれを理解して積極的に活用する段階にまでは到達しませんでした．

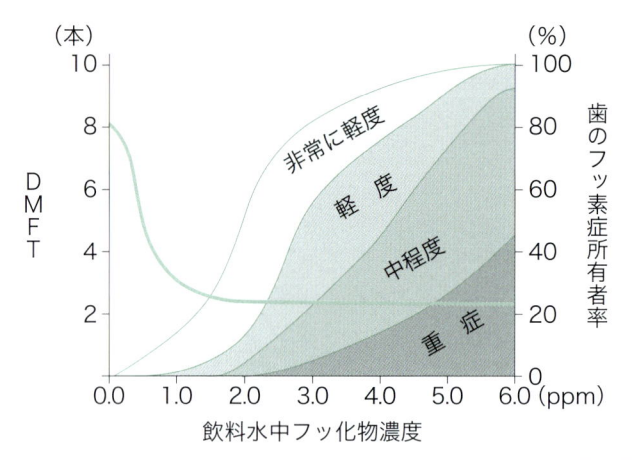

図 1-22　飲料水中フッ化物濃度とむし歯および歯のフッ素症との関係

■潜在的歯のフッ素症とフッ化物錠剤内服介入実験

　潜在的歯のフッ素症とは，1940年，熊本医大で阿蘇地域の歯のフッ素症を研究していた佐田勝清が命名した用語です．現代的に解釈すれば，フッ化物の至適摂取に付随する生物学的指標と同義と考えられます．佐田は，阿蘇地域の小中学校の児童・生徒の調査を行っている過程で「歯のフッ素症の非常に軽度な状態，あるいはその一歩手前の状態のものが比較的多くみられるが，それを潜在的歯のフッ素症とよぶとすると，その状態の歯にはむし歯がきわめて少ない」ことに気づきました．彼は「歯のフッ素症の原因がフッ化物だとすれば，普通の状態の子どもに潜在的歯のフッ素症の状態になる程度の微量のフッ素の内服をつづければ，むし歯の抑制に役立つのではないか」と発想して，日本で最初に，むし歯予防のためのフッ化物錠剤内服の研究を行いました．しかし，この実験は戦争の激化によって中断され，さらに1947年，佐田の急逝により，この研究はまったく陽の目をみずに埋もれてしまいました．

　第二次世界大戦を挟んで太平洋を隔てて，国家プロジェクトとしてフロリデーションの道を歩んで成功したアメリカと，個人予防としてのフッ化物錠剤内服の研究の成果すら確認できなかった日本においては，結果よりもフッ化物利用方法の選択の相異（フロリデーションとフッ化物錠剤内服）がその後のむし歯予防を左右することになりました．

3　日本におけるフロリデーションの歴史

　日本においてはこれまで3地域でフロリデーションが行われ，給水されてきた歴史があります（図1-23）．しかしながら，諸事情のために中断したままになっています．
　1952年から日本初のフロリデーションが京都市山科地区で行われました．これはアメリカ・ミシガン州グランドラピッズ市での世界初のフロリデーションから7年後でした．1965年までの13年間，京都大学医学部 美濃口 玄教授のグループの指導でフッ化物濃度は0.6ppmに調整されました．厚生省，文部省からの補助金による試験研究で，歯と全身の調査，さらに，水道工学関連調査も行われ，次のようにまとめら

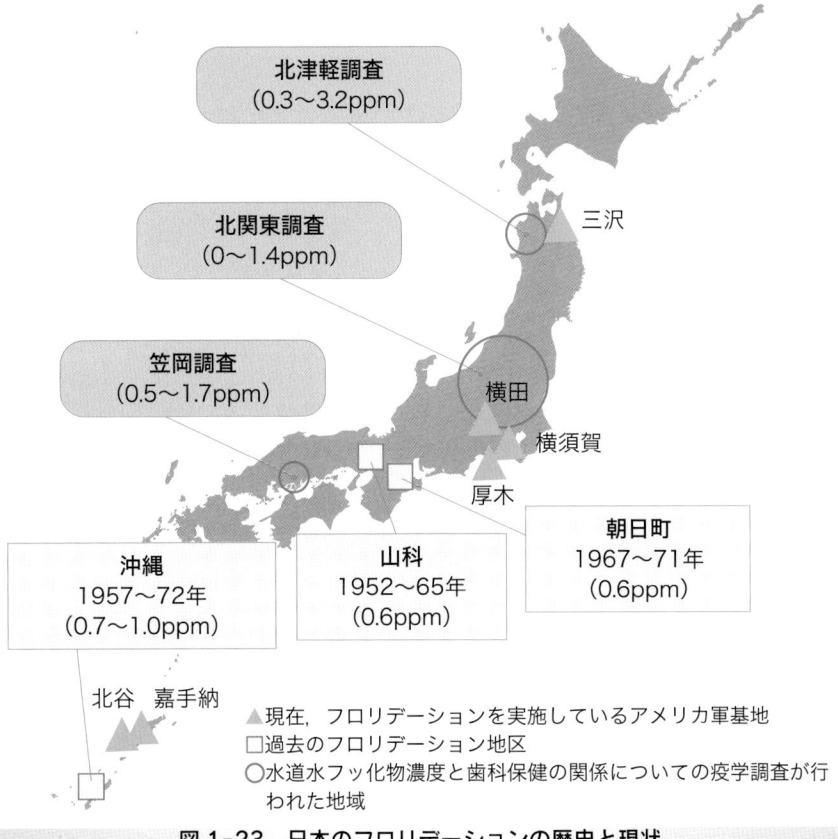

図 1-23 日本のフロリデーションの歴史と現状
（筒井昭仁：フッ化物応用と公衆衛生，保健医療科学，52：34-45，2003）

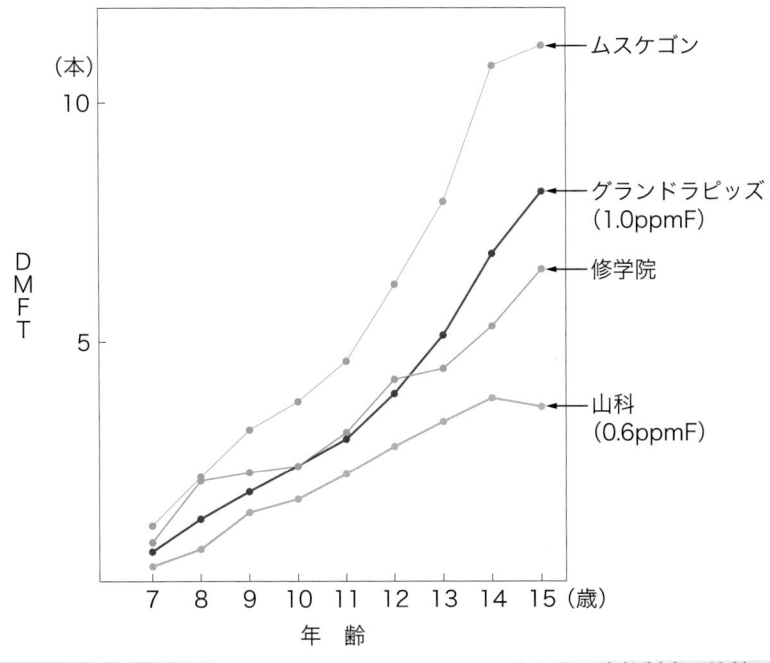

図 1-24 日本とアメリカのフロリデーションによるむし歯抑制率の比較

れています.

① 全身的異常所見を認めなかった.
② 7～12歳児の平均DMFTは40％前後のむし歯の減少率であった(図1-24).
③ 白濁様歯牙の発現については，山科地区の小学3年以降で有意に多かったが，白濁様歯牙はフッ化物由来か否かの判断を行っていない(口腔衛生学会上水道弗素化調査委員会).しかし，歯のフッ素症を含む発育不全歯の発症では，両地区間に統計学的な有意差を認めなかった(京都大学医学部).
④ 水道工学的にフッ化物濃度の調整に伴う問題は発生しなかった.

しかしながら，10～15年の期限付きの委託研究であったことや給水人口の増加に伴う山科浄水場の改築のために，中断を余儀なくされました.

アメリカ軍統治下の沖縄本島では，1957～1973年にかけて0.3～1.0ppmのフッ化物濃度に調整され，一時期，19市町村で約50万人のフロリデーション人口になりました.

① 中断5年後の調査で，フロリデーション地区の13歳児の平均DMFTは3.66であり，対照地区の7.68にくらべて有意に低かった.
② 中断13年後のフロリデーション地区の，平均21歳成人の重症むし歯と喪失歯は対照群のそれより82％少なかった.

また，1967(昭和42)年11月より三重県歯科医師会の協力のもとで，三重県朝日町でフッ化物濃度0.6ppmに調整されましたが，浄水場拡張のために1971(昭和46)年9月に中断しました.

図1-23に示すように，現在日本の自治体によるフロリデーションは行われていません.天然の濃度で0.5～0.6ppmのフッ化物の給水を行う浄水場が24か所報告されています(日本水道協会，2002年).

さらに，6か所の在日アメリカ軍基地でフロリデーションが行われています.

4 日本におけるフロリデーションの再開に向けて

日本での公衆衛生におけるむし歯予防の遅れを指摘されてから約20年がすぎ，2004年現在，フッ化物配合歯磨剤のシェアーは87％に増加しました.また，約40万人の学童が集団フッ化物洗口を行っています(p.22参照).しかし，いまだにフロリデーションは実施されていません.

20世紀末，数か所の自治体でフロリデーションへの取り組みが再燃しました.1999年，日本歯科医学会からの「フッ化物応用についての総合的見解」に関する答申が出され，2000年末には厚生省歯科保健課が「水道水フロリデーションについて」のなかで，「自治体から，水道水質基準(0.8 mg/l以下)内でのフッ化物調整について技術支援の要請があれば，水道事業者，水道利用者，地元歯科医師会等の理解などを前提に，

厚生科学研究の成果を活用するなどにより歯科保健行政の一環として応じてまいりたい.」という文面を掲げました.

さらに，日本歯科医師会もフッ化物応用（フロリデーション）に関する見解を出しました．この時期に，沖縄県具志川村のフロリデーションへの取り組みが進行しましたが，「平成の市町村合併」の波に飲み込まれてしまいました．しかしながら，これを機にフロリデーションの道筋が立ちました．また，2002年9月，日本口腔衛生学会は，「ここに，21世紀のわが国における国民の口腔保健の向上を図るため，専門学術団体として，フッ化物局所応用及びフロリデーションを推奨するとともに，それらへ学術的支援を行うこと」を表明しました．このように，京都山科でのフロリデーションから半世紀をすぎて，フロリデーション再開の道がようやく切り開かれようとしています．

■ フロリデーションの技術面

フロリデーションの技術面として，装置とフッ化物濃度の調整ならびに管理面についての障壁はありません．国内生産と低コスト化が望まれます.

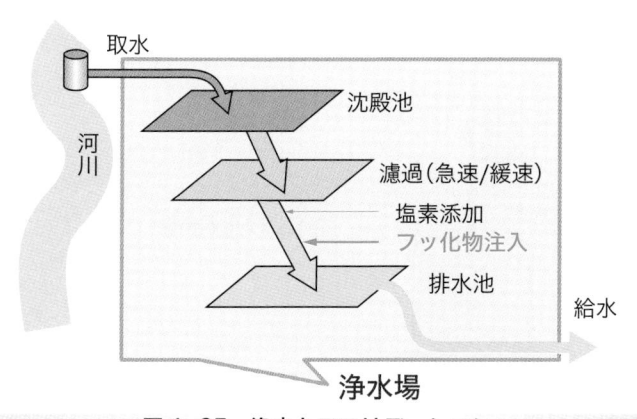

図1-25　浄水とフロリデーション
（筒井昭仁 ほか：フロリデーションPR用ソフト，静岡県仕様 Ver.2.0 より）

フッ化物濃度の調整は，濾過，塩素消毒が終了した段階で行われます（**図1-25**）．フッ化物は液体あるいは溶液として，水道の供給システムに適正な濃度になるように調整されます．フロリデーション装置のシステムとしては，酸注入式，乾式（容積測定式，重量測定式），湿式（ダウンフロー方式，アップフロー方式）があります．地域の人口規模に応じたシステムならびに，使用するフッ化物の種類に応じたシステムを選択します（**表1-3**）．

① 酸注入式（**図1-26**）：50,000人以上の大規模な地域に適しています．ケイフッ化水素酸溶液をポンプで水道管に直接注入します．低コスト，簡便な操作のため，アメリカの全フロリデーションの約6割を占めています．

② 湿式：5,000人未満の小規模な地域に適しています．フッ化ナトリウムの飽和溶液（4%NaF）を飽和溶液タンク（サチュレーター）で作成し，流量調節ポンプ（溶液

表1-3 フロリデーションの方式別給水人口, 設備, 処理速度とフッ化物の種類

方式	飽和溶液* 注入式（湿式）	乾式 重量測定式	乾式 容積測定式	酸注入式
人口	＜5,000人	5,000〜50,000人		≧50,000人
設備	容液注入器 飽和器 水量計	重量式調整器 重量計 ホッパー 溶解室	流量式調整器 ホッパー 溶解室	溶液注入器 1日分タンク 重量計 移送ポンプ
処理速度	0.5〜85 ガロン/日	2〜5,000 ポンド/時	0.02〜5,000 ポンド/時	注入器の精度による (Ex. 18〜5,000ポンド/時)
フッ化物の種類	ダウンフロー方式： 結晶状態のNaF アップフロー方式： 粉状のNaF	フッ化ケイ酸 ナトリウム （粉状）	フッ化ケイ酸 ナトリウム （粉状）	ケイフッ化水素酸 （23〜30％）

*4％NaF（18,000ppmF） （筒井昭仁 ほか：フロリデーションPR用ソフト, 静岡県仕様 Ver.2.0 より）

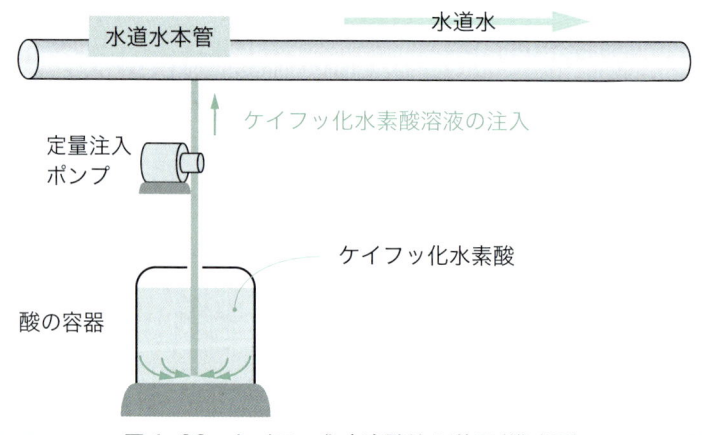

図1-26 ケイフッ化水素酸注入装置（模式図）
（筒井昭仁 ほか：フロリデーションPR用ソフト, 静岡県仕様 Ver.2.0 より）

フィーダー：流量比例)を使用し, 飽和溶液を配水管に直接注入します. フッ化ナトリウムの計量や溶液の容積測定を行う必要もなく, 完全に溶かすための撹拌なども必要ありません.

③ アップフロー方式（図1-27）：上部から挿入された水分配器がタンクの底部に存在し, 無数のスリットがきざまれています. その水分配器を覆うように, 未溶解のフッ化ナトリウム（NaF）がタンクの底部に貯えられています. 水は加圧によりスリットから放出され, NaF層の間を一定速度で通過することにより4％の飽和溶液が上部に得られます. 流量調節ポンプの吸い込み口は溶液の表面に浮かんでおり, 一定量を吸い取るようになっています.

図1-27 アップフロー方式飽和溶液注入装置
（筒井昭仁 ほか：フロリデーションPR用ソフト，静岡県仕様Ver.2.0 より）

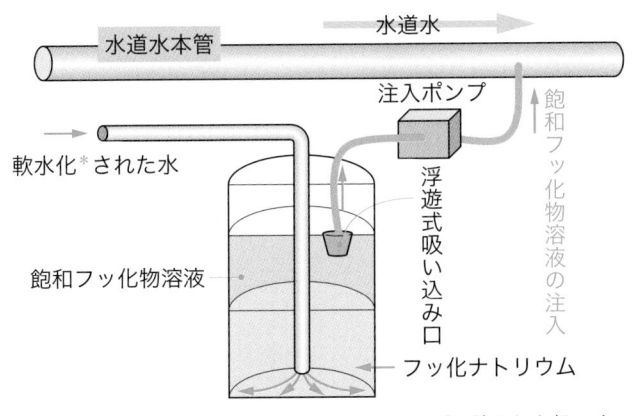

*CaやMgが多いと沈殿物を生じ，細いパイプが目詰まりを起こす

5　日本における集団フッ化物洗口のこれまで

1985年，日本はWHOとFDIの共同作業班から「他の先進諸国と比較したとき，日本の歯科医療には最も重要なものが欠けている．それはフッ化物の利用である．」（表1-4）という勧告を受けました．わずかに，公衆衛生的な取り組みとして，「11万人の学童（全学童の約1%）がフッ化物洗口を行っている状況にある．」（1985年当時）という状態でした．

表1-4　日本の歯科医療，歯科保健に関するFDI，WHO共同作業班の報告と勧告（1985）

> 日本の砂糖消費量は先進国の中では最も少ない．人口2,000に対して歯科医師は1名と充足した状態であり，優れた歯科医療サービスが提供されている．さらに，保健所では妊婦，母子，幼児を対象とした歯科保健指導やむし歯予防サービスが行われている．しかし，他の先進諸国と比較したとき，日本の歯科医療には最も重要なものが欠けている．それはフッ化物の利用である．
>
> フッ化物配合歯磨剤は1962年から利用されたが，そのシェアはいまだ15%と少なく，広く普及しているとはいえない．また，フロリデーションは現在実施されていない．ただ，11万人の学童（全学童の約1%）がフッ化物洗口を行っている状況にある．

1970年代，日本において初めて組織的な集団フッ化物洗口の導入が行われた地域は新潟県であり，それ以降には全国各地でむし歯予防に熱心な歯科医師を中心に集団フッ化物洗口が拡大してきました．最新の調査（2004年3月末）によると，3,923施設の396,702人の小児が実施しています（図1-28, 29）．1983年から2004年に行われた調査ごとの施設数と実施人数を図1-28に示しました．調査回ごとに増加傾向にあり，1990年代後半からの伸びが顕著になってきました．

■集団フッ化物洗口実施状況に都道府県較差の拡大

1970〜1990年代前半まで，新潟県の小児が集団フッ化物洗口の実施の過半数を占めていました．最新の2004年調査の都道府県別では，1万人以上実施している11府県

図 1-28　集団フッ化物洗口実施状況の推移

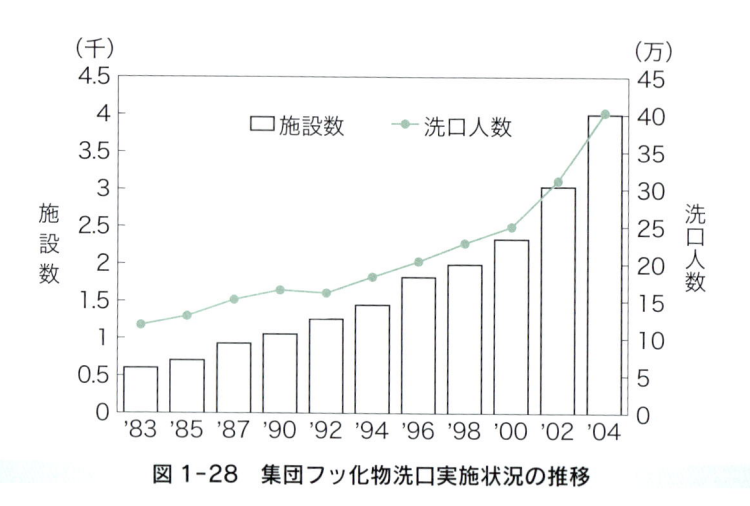

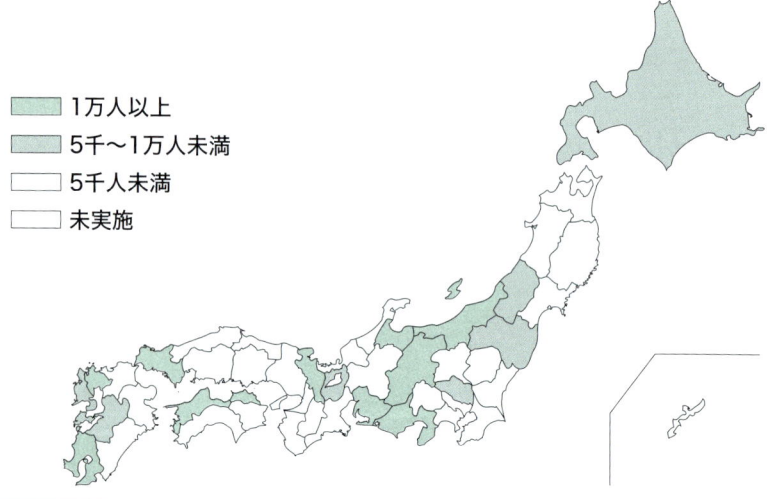

図 1-29　都道府県別集団フッ化物洗口実施人数分布（2004 年 3 月末調査）

（新潟，愛知，静岡，佐賀，富山，京都，愛媛，長野，山口，鹿児島，香川）で全体の約 71%でした．

　一方，未実施の東京都，奈良県と，実施施設一桁台の 7 府県（秋田，茨城，千葉，三重，大阪，鳥取，岡山）の計 9 都府県の総数は 25 施設，2,646 名（0.7%）にすぎません．

　図 1-29 で明らかなように，都道府県別の集団フッ化物洗口の実施状況に較差が存在しており，これが都道府県のむし歯の状況に反映しています（図 1-12 参照）．

6　日本における集団フッ化物洗口のこれから

■フッ化物洗口ガイドラインの周知とその活用

　2003（平成 15）年 1 月，厚生労働省は「フッ化物洗口ガイドライン」を都道府県知事宛に保健所設置市，特別区，関係団体などに対して周知方々お願いの文書を公布しま

した（このガイドラインは 1. はじめに，2. 対象者，3. フッ化物洗口の実施方法，4. 関連事項，5.「むし歯予防のためのフッ化物洗口実施マニュアル」の 5 項目から成っています）．

国として，国民の口腔保健のためフッ化物洗口の啓発と普及を提示したものです．今後一層，本ガイドラインを活用して組織的な努力で集団フッ化物洗口の実施を進めていくことが大切です．

なお，フッ化物洗口を保育と教育の現場で行うことの意義と導入の過程については，第 3 章（p.57）を参照して下さい．

器材準備 ▶ 洗口液調整*1 ▶ 洗口液分注*2 ▶ 1分間洗口*2 ▶ 洗口液吐き出し ▶ 洗口後の注意

*1 洗口液：市販のフッ化物洗口剤として 2 種がある（表 1-5）．
　 また，歯科医師の裁量でフッ化ナトリウム試薬を使って調剤することもできる．
*2 洗　口　量：小学校低学年までの幼児と児童　5〜7 cc
　　　　　　　小学校中学年から中学生　10〜12 cc
　 洗口時間：幼児の洗口時間　30 秒〜1 分
　　　　　　　小学生以上　1 分

図 1-30　フッ化物洗口の流れ

フッ化物洗口の流れを図 1-30 に示しました．集団での実施では，準備から後片付けまで約 10 分の所要時間です．また，表 1-5 に掲載した市販フッ化物洗口剤の種類と用途を参考におのおのの施設の実情に応じたフッ化物洗口の頻度と濃度を選択できるものと考えます．

表 1-5　市販フッ化物洗口剤の種類と用途

商品名 （メーカー・販売元）	商品内容					配合フッ化物	
	容量	（包）	価格 （円）	形状	その他	種類	濃度 (ppmF)
ミラノール　Miranol ㈱ビーブランド・メディコ・デンタル	1 g	90 180	5,500 10,000	顆粒	1 包を 200 m/ に溶解 ※専用容器 10 本入り （2,000 円）	NaF	250
ミラノール　Miranol ㈱ビーブランド・メディコ・デンタル	1.8 g	90 180 450	6,700 12,200 27,500	顆粒	1 包を 200 m/ に溶解 ※専用容器 10 本入り （2,000 円）	NaF	450
オラブリス　ORA-BRISS （昭和薬品化工㈱）	1.5 g	120	5,810	顆粒	1 包を 300 m/ に溶解 1 包を 167 m/ に溶解 ※専用容器 10 本入り （2,000 円）	NaF	250 450

■週 1 回フッ化物洗口用の製剤化

2005 年 8 月時点で，週 1 回洗口用の 900ppm フッ化物濃度の製剤については市販されていません．この製剤化を進めていくことが早急に求められています．

E 21世紀における国民健康づくり運動「健康日本21」とフッ化物利用

1 「健康日本21」は21世紀の道標となる健康施策である

　国民一人ひとりの健康を実現するために，自己選択に基づいた生活習慣の改善および健康づくりに必要な環境整備を進めて，国民の健康寿命の延伸および生活の質の向上を図る国民健康づくり運動である．2010年度を目途に生活習慣病およびその原因となる生活習慣などの9分野（栄養・食生活，身体活動と運動，休養・こころの健康づくり，たばこ，アルコール，歯の健康，糖尿病，循環器病，がん）ごとに現状分析し，目標値の設定を行い，具体的な対策を講じていきます．

2 「健康日本21」と歯の健康

　むし歯と歯周病の発症の予防，進行の防止により歯の健康寿命の延伸を図り，快適な食事や会話により豊かな人生の礎とします．そこで，**表1-6**に「健康日本21」における歯科保健の目標を示しました．幼児期と学齢期におけるむし歯予防と成人期の歯周病の予防，ならびに歯の喪失防止についておのおのの目標が設定されています．

3 「健康日本21」とフッ化物利用

　2000年に通知された「健康日本21」の歯の健康の項目には，幼児期と学齢期のむし歯予防のためにフッ化物利用の目標値（**表1-6**）を掲げてあります．それは，プロフェッショナルケアとしてのフッ化物歯面塗布と，セルフケアとしてのフッ化物配合歯磨剤の使用に関する目標です．前者は診療室や保健センターで専門家による高濃度のフッ化物利用，後者のフッ化物配合歯磨剤は個人の健康的なライフスタイルづくりとして，日常の歯磨きに欠かせないフッ化物利用となります．

4 「健康日本21」の中間年評価と対象集団のフッ化物利用

　2005年は，「健康日本21」の中間評価の年にあたります．
　これまでの「健康日本21」の基本的方策としては，ヘルスプロモーションの考え方にのっとり，「一次・二次予防施策との整合性」と「高リスクアプローチと集団アプローチ」（**図1-31**）によって国民の健康づくりを進めていくように述べていました．しかしながら，残念なことに歯の健康の領域では「高リスクアプローチと集団アプローチ」に照らすと，これまでの「健康日本21」の具体的施策には，社会全体あるいは集団を対象とする集団アプローチとしてのフッ化物利用に関する情報は開示されていませんし，当然ながらその目標の記載もありません．

表 1-6 「健康日本 21」における歯科保健目標

A 乳児期のう蝕予防

1. 3 歳児におけるう歯のない者の割合
   目標値：3 歳児におけるう歯のない者の割合　80％以上
   基準値：う歯のない者の割合　3 歳児　59.5％
   （平成 10 年度 3 歳児歯科健康診査結果）

指標の目安 [う歯のない幼児の割合（3 歳）]	現状	2010 年
全国平均	59.5％	80％以上

2. 3 歳までにフッ化物歯面塗布を受けたことがある割合の増加
   目標値：3 歳までにフッ化物歯面塗布を受けたことがある者の割合　50％以上
   基準値：フッ化物塗布経験のある者　3 歳児　39.6％
   （平成 5 年歯科疾患実態調査）

指標の目安 [受けたことのある幼児の割合（3 歳）]	現状	2010 年
全国平均	39.6％	50％以上

3. 間食として甘味食品・飲料を 1 日 3 回以上飲食する習慣を持つ者の割合の減少
   指標の目安（参考値：久保田らによる調査，平成 3 年）

[習慣のある者の割合（1 歳 6 ヶ月児）]	現状	2010 年
	50％以上	—

B 学童期のう蝕予防の目標

1. 12 歳児における 1 人平均う歯数（DMF 歯数）の減少
   目標値：12 歳児における 1 人平均う歯数（DMF 歯数）　1 歯以下
   基準値：1 人平均う歯数　12 歳児　2.9 歯
   （平成 11 年学校保健統計調査）

指標の目安 [1 人平均う歯数（12 歳）]	現状	2010 年
全国平均	2.9 歯	1 歯以下

2. 学齢期におけるフッ化物配合歯磨剤使用者の割合の増加
   目標値：学齢期におけるフッ化物配合歯磨剤使用者の割合　90％以上
   指標の目安（参考値：荒川らによる調査，平成 3 年）

[使用している人の割合]	現状	2010 年
	45.6％	90％以上

3. 学齢期において過去 1 年間に個別的歯口清掃指導を受けたことのある者の割合の増加
   目標値：学齢期におけるフッ化物配合歯磨剤使用者の割合　30％以上
   指標の目安（参考値：平成 5 年保健福祉動向調査）

[過去 1 年間以内に歯磨き指導を受けたことのある者の割合]	現状	2010 年
全国平均	12.8％	30％以上

C 成人期の歯周病予防の目標

1. 40, 50 歳における進行した歯周炎に罹患している者
   （4 mm 以上の歯周ポケットを有する者）の割合の減少
   目標値：40, 50 歳における進行した歯周炎に罹患している者
   　　　　（4 mm 以上の歯周ポケットを有する者）の割合　3 割以上の減少
   指標の目安（参考値：富士宮市モデル事業）[有する人の割合]

	現状	2010 年
40 歳	32.0％	22％以下
50 歳	46.9％	33％以下

D 歯の喪失防止

1. 80 歳における 20 歯以上の自分の歯を有する者の割合及び
   60 歳における 24 歯以上の自分の歯を有する者の割合の増加
   目標値：80 歳における 20 歯以上の自分の歯を有する者の割合　20％以上
   　　　　60 歳における 24 歯以上の自分の歯を有する者の割合　50％以上
   基準値：20 歯以上の自分の歯を有する者　75～84 歳　11.5％
   　　　　24 歯以上の自分の歯を有する者　55～64 歳　44.1％

指標の目安 [自分の歯を有する人の割合]	現状	2010 年
80 歳（75～84 歳）で 20 歯以上	11.5％	20％以上
60 歳（55～64 歳）で 24 歯以上	44.1％	50％以上

※歯科保健目標は，健康日本 21 の①栄養・食生活，②身体活動・運動，③休養・心の健康，④たばこ，⑤アルコール，⑥歯の健康，⑦糖尿病，⑧循環器病，⑨がん，の 9 つの分野の 1 つとして 2010 年までの具体的目標を示したもので，平成 12 年 3 月 31 日付で「21 世紀における国民健康づくり運動（健康日本 21）」の推進について」として各都道府県宛に通知されている．

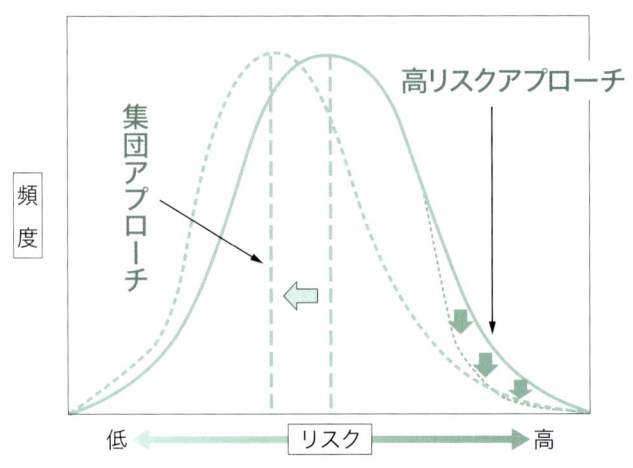

図 1-31　高リスクアプローチと集団アプローチの関係

　すでに述べたように，むし歯予防におけるフッ化物利用の原点はフロリデーションであり，国民全体のむし歯の危険度を下げる方策となります．また，フロリデーションの次善策として小児の集団に対するフッ化物洗口も集団アプローチと考えられ，いずれの方法も科学的根拠に基づいたむし歯予防方法であると実証されています．一方，高リスクアプローチとしてフッ化物歯面塗布をあげることができます．さらに，高リスクの人にも集団アプローチは有効に働きます．したがって，高リスクアプローチと集団アプローチを適切に組み合わせて，歯科保健対策を進めることが大切です．

■21 世紀における国民健康づくり運動「健康日本 21」の目標
　表 1-6「健康日本 21」における歯科保健目標参照．

5　21 世紀における国民健康づくり運動（「健康日本 21」）と「ヘルシーピープル 2010」

　「健康日本 21」はアメリカの「ヘルシーピープル 2010」版を参考にして作成されています．ところが，口腔保健の項目に関しては両者の取り組みに違いがあります．具体的には，「健康日本 21」は歯の健康に具体的な公衆衛生施策である地域フロリデーションは盛り込まれていません．そこで，これからの「健康日本 21」には，公平に国民のむし歯リスクを低下させるためフロリデーションという公的な支援を導入する必要があります．

■「ヘルシーピープル 2010」
　アメリカ保健福祉省は国民の健康の向上のため，包括的かつ明確な目標を立てました．口腔保健領域においてはその第 21 項目に，長期にわたる個人と集団の口腔保健状況を改善させるための 16 の主要目標に集約しました（表 1-7）．これまでの国民の口腔保健状況を把握して，健康の較差を是正するために平均的な健康状態に恵まれないグループのために細項目を設けています．口腔保健領域の目標を設定する際に，次

の 3 本柱を基軸にしています．

① 国民の歯科疾患の発生と進行を減少させること．
② 口腔疾患，口腔清掃の怠慢や外傷由来の不必要な歯の喪失を防ぐこと．
③ 個人が健康的な口腔機能を発揮する際に，これを妨げる物理的，文化的，人種的，社会的，教育的な障壁を取り除くこと．

表 1-7　ヘルシーピープル 2010 の目標設定とその目標値（抜粋）

内　　容	基準値	目標値
21-1．乳歯あるいは永久歯むし歯経験のある小児と青年の割合を減少させる	2〜4歳：18% 6〜8歳：52% 15歳：61%	11% 42% 51%
21-2．未処置むし歯のある小児と成人の割合を減少させる	2〜4歳：16% 6〜8歳：29% 15歳：20% 35〜44歳：27%	9% 21% 15% 15%
21-3．むし歯と歯周病が原因で永久歯を喪失していない 35〜44歳成人の割合を増加させる	35〜44歳：31%	42%
21-4．無歯顎の高齢者を減少させる	65〜74歳：26%	20%
21-5．歯周病を減少させる	35〜44歳 歯肉炎者：48% 歯周炎者：22%	 41% 14%
21-8．臼歯咬合面へのシーラント処置した小児を増加させる	8歳：23% 14歳：15%	50% 50%
21-9．水道水フロリデーションの給水人口を増加させる	62%	75%
21-10．毎年口腔保健ケアシステムを受療する小児と成人の割合を増加させる	65%	83%

Chapter 2

フッ素とはなにか

フッ素は地球の地殻を構成する元素のなかで17番目にたくさんある元素です．フッ化物はマグマから供給されて地殻に豊富に存在します．地球誕生後しばらくして雨が降り始め，地上には海が形成されていきました．雨は，フッ素の化合物からほんの少しずつフッ化物を溶かし出し，海に運びつづけてきました．

地球上の生命は，地球ができてまもない原始の海で生まれました．海水中のフッ化物が海棲生物の硬組織の石灰化に貢献してきたことは重要な知見です．その後，上陸した動物群にとってもフッ化物は骨や歯の石灰化に欠かせない重要な物質として存在しつづけているのです．

※フッ素は元素名です．水に溶けてマイナスイオンになるのでフッ化物といいます．

A　自然界とフッ素

　地球の年齢は 45 億歳くらいだといわれています．今から 40 億年前には，もうすでに地球の表面には安定した硬い殻ができていたし，その殻の低いところには水が貯まって海ができていたということです．私たち生物の祖先は，この海の中で生まれました．そして，それは長い長い年月をかけて進化をつづけ，やがて浅い海から深い海にもぐったり，地上に這い上がったり，空に舞い上がった仲間が生まれてきたのです．

　しかし，こうして海に生き，地に這い，空に舞う生物といえども，この地球上に生まれて以来，一度も，こうした海水や，陸地や，空気という環境からのがれ得たことはないのです．アポロ宇宙船で人間が地球を脱して他の天体である月に上陸しました．その際，地球の物質でつくった宇宙船の中で，地球から持っていった空気や食物をとり，宇宙船から出るときは外界と遮断するぶ厚い宇宙服に身を包んでの月探検だったわけで，本質的には地球の環境から一歩も外に出たわけではないのです．

　それどころか，私たち地球上のあらゆる生物の体は，すべてこの地球環境に存在する物質からつくられています．地球環境にまったくないものが材料になることは決してないのです．さらに，言い換えると，地球環境に存在するものは，まずほとんど生物体内で発見できるというのも，このように考えてみればあたりまえの話なのです．"地球の生物は地球で生まれた" もので，"他の星から地球にやって来たのではない"，という話は，こうした事実からもうなずけることです．

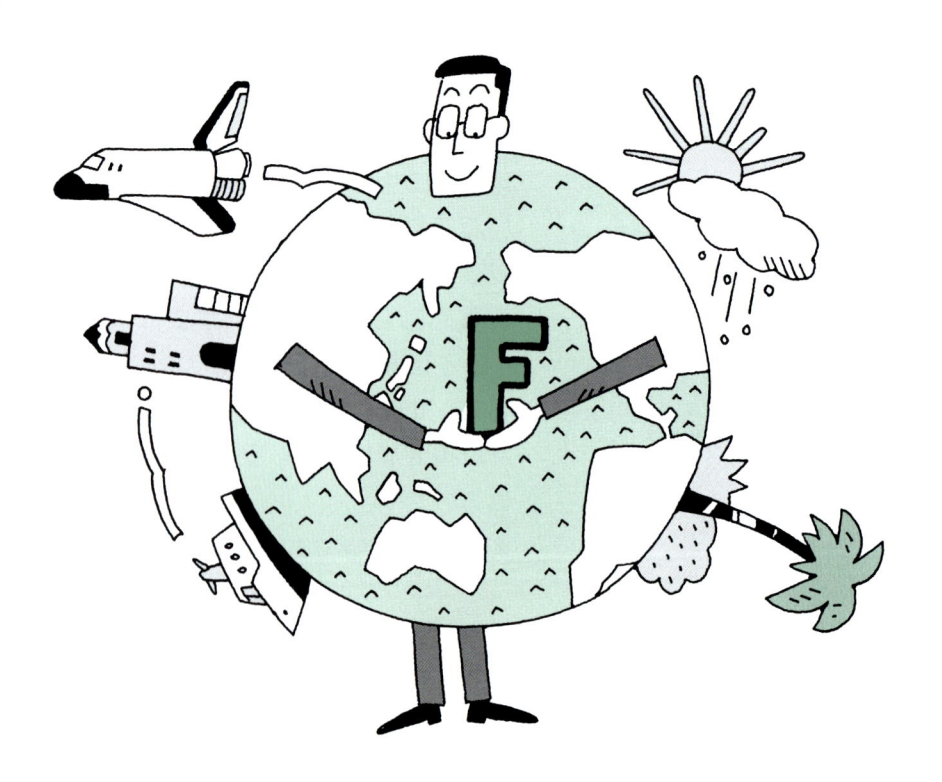

1 母なる海

　こうした生物にとって大切な地球環境を，もう少し眺めてみましょう．地球の表面に，地上生物が生きられるような，安定した硬い殻，すなわち地殻ができるときに，その構成成分として地殻にとり込まれた諸々の物質は，その後，地表に大変動があったものの，全体的には現在も本質的には何ら変化することはなく，一定の割合を保ったまま地殻中に存在しているものと考えられています．

　表2-1にクラーク数表を示しました．この表は，地球の地殻を構成している元素を，多い順に並べて番号をつけたものです．その構成割合，すなわち含有％の数字をクラーク数といいます．ここで対象としている地殻というのは，深さ16kmまでの岩石や海水，大気も含むもので，私たち生物の環境を最も端的に物語るものとして興味があります．

　また，表2-2に海の元素を多い順に並べたものを示しました．第1番の酸素がクラーク数表と一致しますが，クラーク数表では9番目の水素が第2番目に位置しています．海が水からできていることから，水をつくる元素としての酸素と水素が多いのは当然なのでしょう．それ以下は，水が地殻から溶かし出したものを含んでいることは当然です．この表の上位に位置する元素は地殻中に比較的豊富に含まれていて，水

表2-1　クラーク数表（地殻上皮）

順位	元素名		クラーク数	順位	元素名		クラーク数
1	酸素	O	49.5	20	ジルコニウム	Zr	0.02
2	ケイ素	Si	25.8	21	クローム	Cr	0.02
3	アルミニウム	Al	7.56	22	ストロンチウム	Sr	0.02
4	鉄	Fe	4.70	23	バナジウム	V	0.015
5	カルシウム	Ca	3.39	24	ニッケル	Ni	0.01
6	ナトリウム	Na	2.63	25	銅	Cu	0.01
7	カリウム	K	2.40	27	リチウム	Li	6×10^{-3}
8	マグネシウム	Mg	1.93	29	コバルト	Co	4×10^{-3}
9	水素	H	0.87	30	スズ	Sn	4×10^{-3}
10	チタン	Ti	0.46	31	亜鉛	Zn	4×10^{-3}
11	塩素	Cl	0.19	37	モリブデン	Mo	1.3×10^{-3}
12	マンガン	Mn	0.09	43	ゲルマニウム	Ge	6.5×10^{-4}
13	リン	P	0.08	46	臭素	Br	6×10^{-4}
14	炭素	C	0.08	49	ヒ素	As	5×10^{-4}
15	イオウ	S	0.06	62	カドミウム	Cd	5×10^{-5}
16	窒素	N	0.03	64	ヨウ素	I	3×10^{-5}
17	フッ素	F	0.03	70	セレン	Se	1×10^{-5}
18	ルビジウム	Rb	0.03	71	鉛	Pb	1×10^{-6}
19	バリウム	Ba	0.023				

※イロ文字の元素は，必須元素，必須微量元素および必須性が指摘されている元素
　構成割合：元素の順位1〜8までで97.91％，1〜11までで99.43％，
　　　　　　1〜25までで99.948％を占める

表 2-2 海の元素（海水 1 立方マイル当たりの重量トン）

順位	元素名		重量トン/マイル³	順位	元素名		重量トン/マイル³
1	酸素	O	4,037,000,000	23	鉄	Fe	47
2	水素	H	509,000,000	24	アルミニウム	Al	47
3	塩素	Cl	89,500,000	25	モリブデン	Mo	47
4	ナトリウム	Na	48,500,000	26	バリウム	Ba	29
5	マグネシウム	Mg	6,125,000	27	鉛	Pb	14
6	イオウ	S	4,240,000	28	スズ	Sn	14
7	カルシウム	Ca	1,880,000	29	銅	Cu	14
8	カリウム	K	1,790,000	30	ヒ素	As	14
9	臭素	Br	306,000	31	プロトアクチニウム	Pa	14
10	炭素	C	132,000	32	セレン	Se	14
11	ストロンチウム	Sr	37,700	33	バナジウム	V	9.4
12	ホウ素	B	22,600	34	マンガン	Mn	9.4
13	ケイ素	Si	14,130	35	チタン	Ti	4.7
14	フッ素	F	6,125	36	トリウム	Th	3.3
15	アルゴン	Ar	2,825	37	セシウム	Cs	2.4
16	窒素	N	2,350	38	アンチモン	Sb	2.4
17	リチウム	Li	940	39	コバルト	Co	2.3
18	ルビジウム	Rb	565	40	ニッケル	Ni	2.3
19	リン	P	330	50	ゲルマニウム	Ge	0.25
20	ヨウ素	I	235	51	カドミウム	Cd	0.23
21	インジウム	In	94	52	クローム	Cr	0.21
22	亜鉛	Zn	47				

※イロ文字の元素は，必須元素，必須微量元素および必須性が指摘されている元素

（ライフネーチャー・ライブラリー）

に溶けやすい元素が多いことになります．しかし，本質的にはクラーク数表とこの海の元素表とは質的に一致するばかりか，量的にも全体としてはほぼ平行しているといえます．

　この海の元素は，特に地球の生物にとって重要な意味があります．地球上の生命が，地球ができてまもない原始の海で生まれ，ヒトが属する脊椎動物になるまでの進化の過程で，海がその重要な役割を演じてきたという事実があるからです．その証拠の 1 つとして，血液のことを血潮ともいいます．ヒトの血液の成分とその割合は海水にとても近いのです．海水を薄めるとリンゲル輸液の代用になるといわれるのはこのためです．また，胎児が育つ環境をみてみると，子宮の中で胎児が浮かんでいる羊水も，海水と同じような比率でナトリウムやカリウム，カルシウムや塩素を含んでいます．こうしたことは，単に偶然ではなく，環境と生命の成り立ちを考えれば，むしろ当然のことといえます．私たちが母親の胎内で羊水の中で浮かんでいたときは，遠い遠い昔，人間の祖先の生物が海の中で生きてきたのと同じような状況にあったのです．この羊水の中で，ヘッケルのいう「個体発生は系統進化を繰り返す」作業が黙々と続けられているのです．40 億年にもわたる生命の進化を，ほんの数か月というきわめて短い時間に短縮したなかでの誕生の瞬間は，「母なる海」からの決別を意味し，いよい

よ陸上の生活が始まるのだと考えられるではありませんか．まさに母親の胎内は生命のふるさとなのです．

2　フッ素のクラーク数 0.03

　クラーク数表や海の元素表などが示す物質環境は，その環境の中で生まれ進化をつづけてきた生物にとっては生命環境そのものであって，どの元素が何パーセントあるか，などの量的な関係も含めて，全面的に生物を支配してきたといえます．

　したがって，人間をはじめ地球上のすべての生物が，このクラーク数表や海の元素表などに示したすべての元素からつくられ，量的な意味では，ほとんどが比較的初めのほうに位置している量の多い元素によってできているといえるのです．このことは，生物にとって多くの元素は，単に含まれているのではなく，生命進化の過程で積極的にとり込んで利用してきたと考えるべきであり，海の中にたくさんあるほとんどの元素は，下等動物から高等動物に至るまでのすべての生命に不可欠であると考えられています．ストロンチウムやクロム，カドミウムやヒ素などのように生物にとって毒であるといわれているような元素でも，その微量はむしろ必要であるとされているのは，もっともなことなのです．

　クラーク数表をもう一度みてみましょう．17 番目のところに F というのがあります．この F がフッ素の元素記号です．0.03 と書いてあるのは，地殻を構成している量としては全体の 0.03％であるということです．すなわち，フッ素は地球の地殻を構成する元素のなかで 17 番目にたくさんある元素で，その割合は約 300 ppm であるということになります．

　一方，海の元素表では，フッ素は 14 番目のところにあって，その量は海水 1 立方マイル当たり 6,125 トンであることを示しています．割合でいうと，海水およそ 47 億トン中にフッ素が 6,125 トンあるということですから，海水のフッ化物濃度は約 1.3 ppm ということになります．

■「フッ素」と「フッ化物」

　フッ化物は，従来「フッ素 fluorine」ともいわれてきました．しかし現在では，国際純正・応用化学連盟(IUPAC)の勧告によって「フッ素」は元素名であり，水や食品中の無機のフッ素は「フッ化物 fluoride」といいます．一般に水に溶けてマイナスイオンになるものを～化物といいます．例えば，食塩は水に溶けるとマイナスの塩素イオンになるので，食塩は塩化物です．また，水に溶けているフッ素イオンは「フッ化物イオン」とよぶのです．したがって，ここでは特にフッ素元素をいうときは「フッ素」，それ以外のときは「フッ化物」という用語を使用することにします．

B フッ化物と生物の進化

1　大気中の酸素濃度の変遷

　図2-1に，J. M. Shopによる，先カンブリア紀から現在までの大気中の酸素濃度の変遷について，海中の植物プランクトンや陸上植物の繁茂状況との関係で表したものを示しました．大気中の酸素は地球誕生の初期にはほとんど存在しませんでした．主として海中の植物性生物の光合成によって酸素が放出され，これが蓄積されて，やがて大気中の酸素濃度が徐々に増加してきたのです．図中の酸素濃度は，縦軸の右端にP. A.L. と表示されているのが現在の酸素濃度約21%であり，それを基準(＝1)とした対数目盛りで示してあります．

　この図からわかることは，大気中の酸素濃度は，これまで大きな変遷を経てきているということです．およそ6億年前のカンブリア紀(最近では5億4,500万年前と訂正)にはじまる古生代前半のデボン紀までは，酸素濃度は現在よりかなり高い時期が多かったようです．しかし，酸素濃度は変遷が激しく，低いときは現在のおよそ10%あるいはそれ以下となり，高いときは現在の2～3倍ということもありました．

　また，この図から，酸素濃度の変遷が植物性プランクトン(Phytoplankton)の消長とみごとに一致していることがわかります．古生代最後の二畳紀に最も低い酸素濃度を示していますが，植物性プランクトンはその直前のペンシルバニア紀に最低値を示しています．こうした変遷に呼応して，およそ3億年前のペンシルバニア紀から2億5,000万年前の古生代のペルム(二畳)紀末において，海洋生物の実に90%の種が姿を

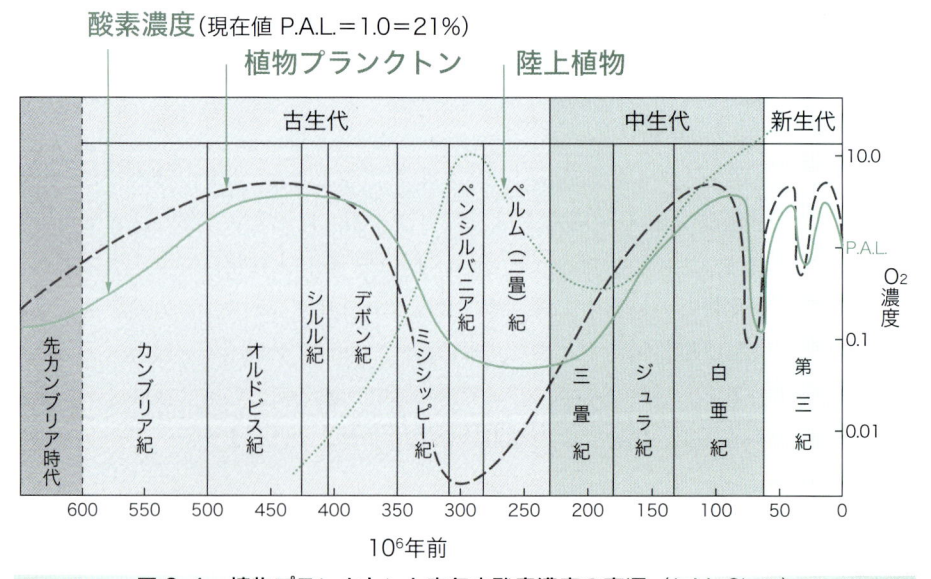

図 2-1　植物プランクトンと空気中酸素濃度の変遷　(J. M. Shop)
(リチャードフォーティ：生命40億年全史，草思社，2003より)

消すという生命史上最大の大量絶滅があったことが知られています．また，中生代最後の白亜紀と新生代の第三紀との境界の約 6,500 万年前にも深い谷がありますが，これは直径 10 km という巨大な隕石が現在のメキシコ・ユカタン半島に落下して，恐竜をはじめとする全地球上の 60％以上の生物種が絶滅した時代と一致するのです．

しかもこうした現象は幾度となく起こってきたのです．こうして幾度となく起こったカタストロフィにもかかわらず，われわれの祖先の生物は生き延び，今日のヒトまでの進化を支えてきたのです．そして今日，われわれ人間をはじめ，およそ肉眼で見ることのできる地上の生物にとって，現在の酸素濃度である 21％が生存に最も適した濃度であることは疑う余地がありません．しかも個性がないのです．すべての生物にとって，この酸素濃度がちょうどよいのです．これは一体どうしたことでしょうか．

新生代第三紀以降だけをみても，酸素濃度は第三紀のはじめの約 2％から現在の 2,3 倍の数十％という高濃度の時代を経て，今日の 21％の濃度になっています．その時代ごとの酸素濃度に適応した生物のみがその時代の生存と種族の保存を成し遂げてきたからに違いないのです．現在の地上の生物のすべてが現在の酸素濃度に適応していることは，これを地質時代的な巨大スケールでみると，酸素濃度の変遷だけみても，生物の進化は完全に自然の条件によって規定されていることがわかります．このことは，酸素のような生物の生存にきわめて大きな影響を与える元素であれば当然のことなのでしょう．

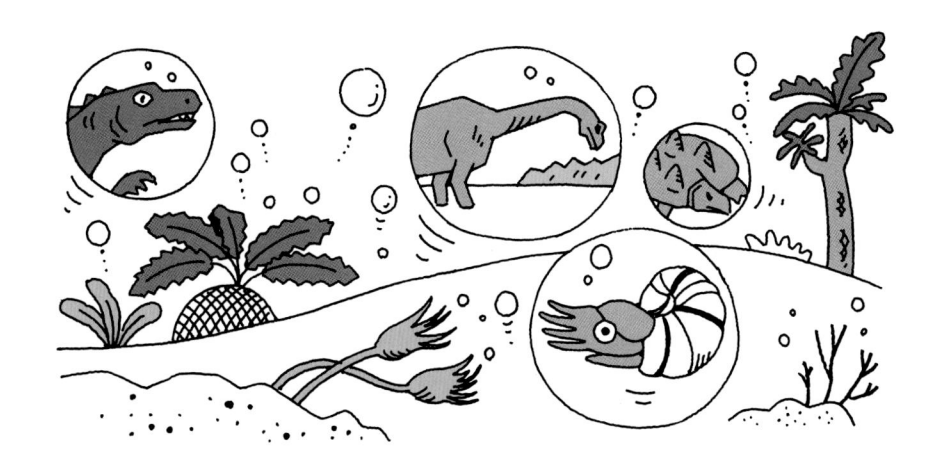

2　海水のフッ化物濃度は 6 億年変化していない

現在のデータによると，世界中の海水のフッ化物濃度は約 1.3 ppm です．しかも，この濃度は少なくともこの 6 億年のあいだ，ほとんど変化していないのです．

フッ化物はマグマから供給されて地殻に豊富に存在します．地球誕生後しばらくして雨が降り始め，地上には海が形成されていきました．雨は，フッ素の化合物からほんの少しずつフッ化物を溶かし出し，海に運びつづけてきました．初期の海水中には水に溶けやすい食塩のようなもの以外の物質はほとんど痕跡的にしか存在しなかったことでしょう．しかし，その後の数十億年という途方もない時間をかけて，地殻を構

成している元素のほとんどが海水中に見いだされるようになったのです．

3　硬い殻をもつ生物の出現

　5億4,500万年前のカンブリア紀初期になると，こうした海の中でできた世界各地の石灰岩層から，古生物学者が「有殻微小化石」と称する，微小ですが硬い管やさまざまな形の殻や骨片が見いだされるようになります．特に，南オーストラリアで産出される有殻微小化石は驚くほどの多様性を示すことで有名です．つまり動物は，早くもカンブリア紀初期には骨格を分泌形成するようになったのです．

　その後，カナディアン・ロッキーにある古生代カンブリア紀中期のバージェス頁岩から産出されるバージェス動物群の三葉虫やマルレラ，バージェス動物群のなかでも体長50 cmに及ぶ当時の最大最強の捕食動物として知られる遊泳生物，巨大な目をもつ奇怪な海の覇者である有名なアノマロカリスなどは，ロブスターに似た節足動物として立派な外骨格をもつに至るのです．

　この5億4,000万年以降，硬い殻や骨格が化石記録として保存されることになります．単細胞から多細胞になり，体が大きくなるには力学的にかなう支持構造として骨格が必要になったのです．しかもこの時期には，これらの生物の殻や骨格は，すでに今日の生物の骨格に利用されている構成材である炭酸カルシウムとリン酸カルシウムからできていました．今日の貝類の貝殻や真珠は炭酸カルシウムであり，魚類や哺乳類，われわれ人間の歯や骨はリン酸カルシウムでできています．

　最近，4億900万年前に存在した，魚類として初期のサメであるクラドセラケの化石がカナダで発見されました．クラドセラケのあと，硬骨魚類の出現に至って，われわれの直系の祖先である脊椎動物がほぼ完成するのです．そして，これらの脊椎動物では，歯や骨の構成鉱物にはリン酸カルシウムが選択されたのです．そのリン酸カルシウムの結晶は，サメなどの軟骨魚類まではフルオロアパタイト結晶［Fluoroapatite：$Ca_{10}(PO_4)_6F_2$］が，硬骨魚類以降ではヒドロキシアパタイト結晶［Hydroxyapatite：$Ca_{10}(PO_4)_6(OH)_2$］が採用されるようになりました．その後，ヒドロキシアパタイト結晶は，現在の人類の歯や骨に至るまで続くことになるのです（図2-2）．

　こうした海の魚や甲殻類の硬い骨や殻の形成には，海水中のカルシウム，リン，マグネシウムなどのミネラル成分が主役になることはよく知られていますが，海水中の

サメ軟骨魚類まで
フルオロアパタイト Fluoroapatite $Ca_{10}(PO_4)_6F_2$

硬骨魚類以降：人類まで
ヒドロキシアパタイト Hydroxyapatite $Ca_{10}(PO_4)_6(OH)_2$

図2-2　歯や骨のリン酸カルシウム結晶の変遷

フッ化物が海棲生物の硬組織の石灰化に貢献してきたことは重要な知見です．またその後，上陸した動物群にとっても，すでに海棲時代に獲得した骨格形成の手法は変わっておらず，フッ化物は動物群の骨や歯の石灰化に欠かせない重要な物質として存在し続けているのです．

C 栄養・ミネラルとしてのフッ素

1 フッ素は必須微量元素

図 2-3 に周期律表からみた必須元素を示しました．必須元素とは，それが不足すると健康を保てなくなり，ひいては生命の維持が危うくなる元素をいいます．例えば，水素（H）と酸素（O）からは水（H_2O）がつくられ，ナトリウム（Na）と塩素（Cl）からは食塩（NaCl）がつくられますが，これら水や食塩がなければ生物は存在し得ないことは明らかです．

また，身体を構成する元素の存在量により，主要元素と微量元素に分類されます．この図では，H，C，N，O，Na，Mg，P，S，Cl，K，Ca は主要元素であり，それ以外の Fe，Cu，I などは微量元素に分類されています．この微量元素のうち，生命と健康の維持に欠かすことのできない元素を必須微量元素といいます．必須微量元素に分類される鉄（Fe）は，酸素を運ぶために絶対に必要欠くことのできない血液のヘモグロビンの中心的な存在です．また，ヨウ素（I）は甲状腺の機能にとって重要であり，欠乏症では甲状腺腫が有名です．さらに，最近の栄養学では，鉄，亜鉛，銅，セレン，マンガンなどが注目されています．これらは，「日本人の食事摂取基準（厚生労働省，2005）」のなかで推定平均必要量，推奨量，目安量，上限量などが策定されています．

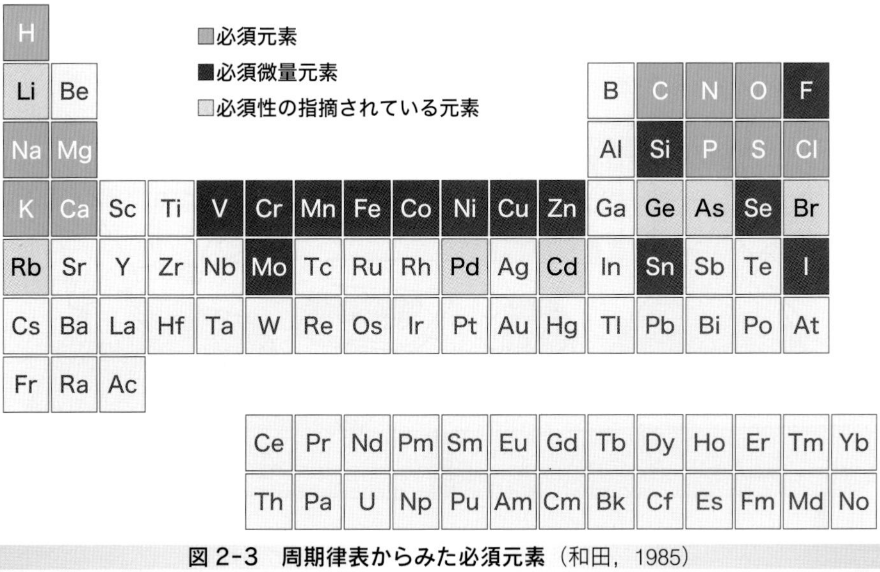

図 2-3　周期律表からみた必須元素（和田，1985）

この必須微量元素に分類される元素にフッ素(F)があることは，一般にはあまり知られていません．しかし，WHO(世界保健機関)とFAO(食糧農業機関)は，すでに1974年に「ヒトの栄養所要量の手引」を発行し，フッ化物を必須栄養素として位置づけています．われわれが健康な生活を維持していくためにはビタミン類や無機元素類(ミネラル)の微量栄養素が必要です．必要とされるフッ化物は微量ですが，からだの，特に歯や骨をつくる石灰化には欠かせない物質で，すでに欧米では長年にわたり必要な栄養素として所要量が策定されています．近い将来，日本でも「日本人の食事摂取基準」においてフッ化物がとり上げられる見込みです．

2 食品中のフッ化物

前述したように，フッ素は天然に比較的多量に存在する元素であり，その分布は，あらゆる土壌，湖沼や川の水，海水と，すべてにわたります．

空中には海水の飛沫などをその源として，きわめてわずかですが存在し，沼や川の水にはそのまわりの地殻の性質を反映して約 0.05〜0.2 ppm，井戸水では約 0.1〜1.0 ppm 含まれているのが普通です．しかし，地域によっては自然水で 10 ppm くらいのところもあるので一概にはいえません．この ppm という単位は，実感としてなかなかピンとこないのですが，海水中のフッ化物濃度が 1.3 ppm であることから，この海の濃度を覚えておくと便利です．

空中や水中に比べると，地殻には平均 300 ppm，土壌には 100 ppm 前後と桁違いにフッ化物が多く存在します．アポロ宇宙船がもたらした月の石にも，フッ化物が 180 ppm くらい含まれていたといいますから，こうした傾向は地球だけでなく，広く太陽系の星，さらにはこの宇宙全体についてもいえることなのでしょう．

このように，大地にも，川の水にも，海にも，かなりのフッ化物がくまなく存在す

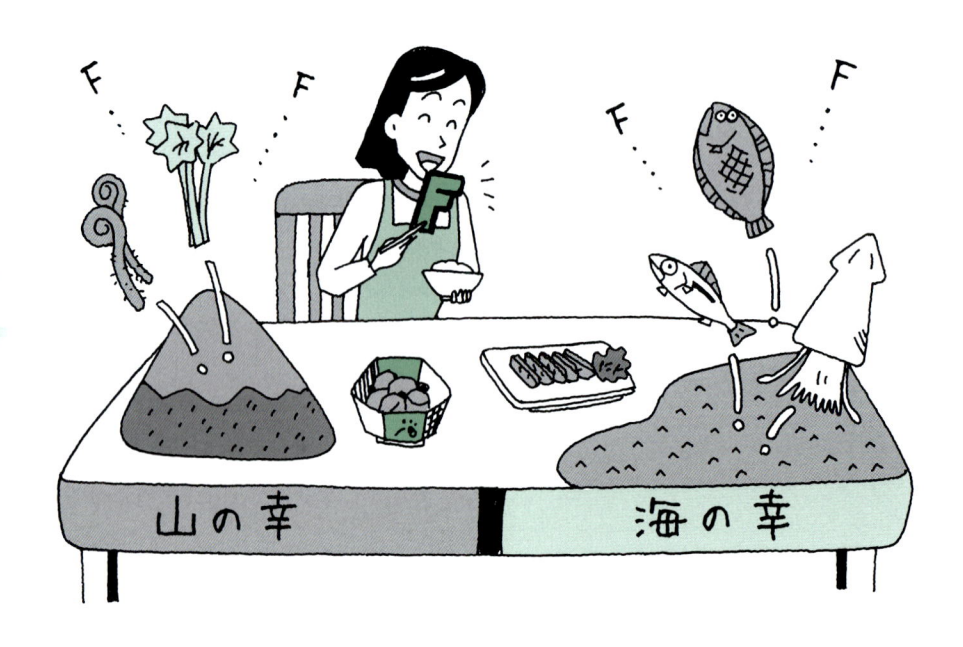

るとしたら，食物の中にも存在するはずです．なにしろ，私たちが口にする食物はすべて，この大地の恵みであり，海の幸，山の幸にほかならないからです．

3 日本の食品にはすべてフッ化物が含まれている

表2-3に日本の食品中のフッ化物量(フッ化物濃度)を示しました．さまざまな食品中の，自然の状態でのフッ化物量が示されています．これをみると，私たちが知らずに日常口にしている食品には，かなりのフッ化物が含まれていることがわかります．なかでも食塩やお茶，魚介類のフッ化物濃度は比較的高いことがわかります．

表2-3 日本食品中のフッ化物濃度(概要)

食 品	フッ化物濃度 (ppm)	
穀 類	0.1～2	
いも類	0.1～2	
豆 類	0.5～3	
果実類	0.1～1	
野菜類	0.1～1	乾燥しいたけ：3～10
藻 類	0.6～2	乾燥品：2～10
砂糖類	0.4～2	
食卓塩	0.5～3	自然塩：2～20
味 噌	3～10	
お 茶	0.5～2.0	お茶の葉：100～400
肉 類	0.3～2	
乳 類	牛乳：0.1～0.3	ミネラル牛乳：1～5
乳製品	粉乳：1～10	チーズ：0.5～1
卵 類	0.2～0.5	
魚介類	1～15	メザシ・ニボシ：10～40
海 水	1.3	6億年変化していない

(飯塚喜一 ほか：スタンダード口腔衛生，学建書院，1996より)

緑茶の葉には特に例外的に多く，200～400 ppmも含まれており，いわゆる飲用の抽出したお茶にも0.5～2.0 ppmくらい浸出しています．普通の水道水や飲料水のフッ化物濃度は0.1 ppm程度ですから，私達が日常飲んでいるお茶はおよそ5倍から20倍前後の濃度ということになります．

この他，酒類やビールに約0.2～2.5 ppm，酢，しょうゆ，ソースなどに約0.2～1.3 ppm，海水から得られた天然の食塩には比較的多く21～46 ppm含まれています．

このように，あらゆる食品，あらゆる飲料水にフッ化物は含まれており，フッ化物をまったく含まないものは，この地球上には存在しません．そればかりか，海の"生理的なフッ化物濃度(1.3 ppm)"と比較しても，その量は決して痕跡的な量ではありません．このことからもフッ化物は人工的な薬品などとは本質的に異なるもので，その存在量からみても，フッ化物が普遍的な自然の環境物質であることがわかるのです．

D　フッ化物摂取と健康

1　飲料水中のフッ化物摂取と骨折リスク

図 2-4 に，整形外科関連の学術雑誌に最近発表された注目すべき論文の資料を示しました．「長期間にわたる飲料水中のフッ化物摂取と骨折リスク効果」と題する，アメリカ国立衛生研究所〔NIH(PHS1 RO1 AR-42838)〕の研究費で行われた調査研究報告です．

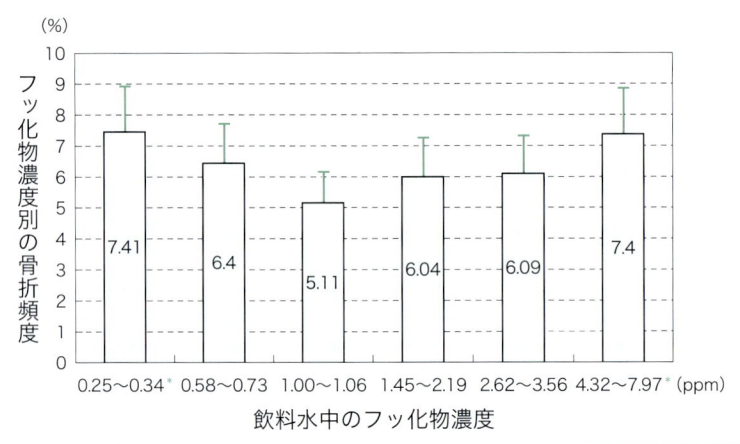

図 2-4　飲料水フッ化物濃度のことなる中国郡部 6 地域における骨折頻度の比較
＊1.00～1.06 群との比較で 5％危険率で骨折頻度に有意差あり
(Yiming Li et al.：*J. Bone and Mineral Research*, 16 (5)：932-939, 2001 より)

この研究は，中国の郡部における飲料水中のフッ化物濃度の異なる 6 地域での骨折頻度の比較です．飲料水のフッ化物濃度の分布は 0.25～7.97 ppm と，かなり大きな濃度差の地域のものでした．調査結果によると，飲料水のフッ化物濃度と骨折頻度とのあいだには U 字型の関係が存在し，骨折頻度が最も低いのは，フッ化物濃度 1.00～1.06 ppm 群でした．

調査対象者は合計 8,266 人，50 歳以上で各該当地域に 25 年以上居住し，その地域の飲料水を生涯飲み続けてきた人たちです．ほとんどの住民は生まれたところに居住し，特に都会から地方への移住は存在しないので，調査対象者個人の飲水歴などの調査は容易であり，確実にできました．当該地域の住民ではフッ化物配合歯磨剤やフッ化物洗口剤の使用はまったくなく，既製品の飲料や缶詰の使用は最小限でした．13.5％の住民がお茶を飲用していましたが，そのフッ化物濃度は飲料水のフッ化物濃度に依存していました．

分析因子は，フッ化物の暴露，骨折頻度，地域環境，既往歴，身体的活性度，喫煙および飲酒でした．各変数について二変数分析（χ^2 検定と t-テスト）の結果，全骨折頻度と有意な関連を示した変数は，高年齢群（$p<0.01$），男性群（$p<0.01$），飲酒群（$p<$

0.01)および重労働群(p＜0.05)で，それぞれ有意に高い相関を示しました．また，飲料水中の微量元素として，カルシウム，アルミニウム，セレニウム，鉛，カドミウム，鉄，亜鉛，ヒ素が調べられましたが，カルシウムと鉄が骨折頻度と有意な関連にありました．この研究で重要なことは，こうして得られた各個人の多数の変数である要因情報は，多変量ロジスティック解析という現在の最も進んだ統計手法によって，個人単位や地域単位で調整されていることです．これによって，交絡因子による結果の歪みをほぼ完全に消すことが可能になっているのです．骨折の調査では，骨折したとき病院にかかっていれば，その医療機関のカルテやレントゲンフィルムの検証を行い，病院にかかっていなければ，あらためて申告した骨折箇所のレントゲン撮影を行うなど，骨折の証拠を確実なものとして調査をしています．20歳以上での骨折経験者は全対象者8,266人中531名であり，その中の526名(99.1%)がレントゲンによって骨折が確認されました．

結果として，飲料水のフッ化物濃度と骨折頻度とのあいだにはU字型の関係が存在し，フッ化物濃度1.00～1.06 ppm群で骨折頻度が最も低く，これに比較して高フッ化物濃度群(4.32～7.97 ppm)および低フッ化物濃度群(0.25～0.34 ppm)の骨折頻度は有意の差をもって高かったことが明らかにされたのです．この所見で重要な点は，骨折頻度が最も低かったのはフッ化物濃度1.00～1.06 ppm群であり，このフッ化物濃度は国際的にむし歯予防に最適とされるフロリデーション(水道水フッ化物濃度調整, communal water fluoridation, 水道水フロリデーション)の際の至適濃度に一致していることです．歯の健康にとっての至適濃度であるフッ化物環境は，骨の健康にとっても最適な環境であることをみごとに示しています．

この論文の考察によると，アメリカでは骨粗しょう症による骨折が年間約150万人，寛骨骨折は25万人を数えることをあげ，この高齢者の骨折問題は，今後人口の老齢化が進んでいる，特にアジアにおいて大きな保健システムの重荷になるとしています．そして，骨折リスクにかかわるフッ化物レベルの潜在的作用を明らかにすることは，フロリデーションにとって重要な事項であるとしています．

今日，この種の調査ができるのはきわめて限られた地域です．フッ化物の摂取が飲料水と食物に限られ，フッ化物配合歯磨剤やフッ化物洗口，乳児に対するフッ化物投与の処方などがまったく行われていない地域住民でなければならないからです．飲料水フッ化物濃度と骨折との関連の研究において，これまでのこの分野の研究結果があまり明瞭でなかったのは，飲料水や食物以外にフッ化物暴露のない対象集団を得ることのむずかしさにあったと考察にあります．多くの国，地域では1970年代以降，フッ化物配合歯磨剤，フッ化物洗口剤，フッ化物錠剤など国際的な大規模な普及があったためです．

一方，フロリデーションレベルにおける飲料水フッ化物濃度と骨密度および骨折頻度に関する研究では，異なる地域および異なる集団における多数の疫学的証拠が提示されていますが，フロリデーションが骨に関する有利な影響を示唆していることが多く，少なくとも不利な影響を示す証拠はありません．

むし歯予防のために飲料水中のフッ化物濃度を至適濃度に調整した地域住民のフッ

化物摂取レベルと，骨フッ素症を引き起こす高濃度フッ化物レベルとのあいだには大きな隔たりがあり，むし歯予防のためのフッ化物応用と骨フッ素症のあいだには異なる範疇の問題であることに留意すべきです．WHO は，寛骨骨折および骨の健全性に関連して，現在のむし歯予防のためのフロリデーションという公衆衛生的施策の変更を要するような科学的に明瞭な事実は認められないと述べています．

2 フッ化物適正摂取量と摂取許容量

表 2-4 にアメリカ医学研究所から発表されたフッ化物適正摂取量と摂取許容量を示しました．年齢別，性別で示しています．例えば，4〜8 歳では男女児とも 1 日当たり 1.1 mg，9〜13 歳では 2.0 mg がその適正摂取量です．この基本は 0.05 mg/kg/日，すなわち体重 1 kg 当たり 0.05 mg のフッ化物を毎日摂取することを適正摂取としていることがわかります（ただし，0〜6 か月では例外的に体重 7 kg での適正摂取量が 0.01 mg/日ですが，これは，この時期の母乳からのフッ化物摂取量を表したものであり，摂取許容量では 7×0.1＝0.7 mg/日となっています）．

表 2-4　性・年齢別フッ化物適正摂取量（AI）と摂取許容量（UL）

年齢	性別	体重	適正摂取量 （mg/日）	摂取許容量 （mg/日）
0〜6 か月	MF	7	0.01	0.7
6〜12 か月	MF	9	0.5	0.9
1〜3 年	MF	13	0.7	1.3
4〜8 年	MF	22	1.1	2.2
9〜13 年	MF	40	2.0	10.0
14〜18 年	M	64	3.2	10.0
14〜18 年	F	57	2.9	10.0
19 年以上	M	76	3.8	10.0
19 年以上	F	61	3.1	10.0

（Institute of Medicine：Dietary Reference Intakes for Calcium, Phosphorus, Magnesium, Vitamin D, and Fluoride, National academy press, Washington D. C., p.8, 18-20, 1997 より）

一方，摂取許容量をみると，4〜8 歳では男女児とも 2.2 mg/日，9〜13 歳では 10.0 mg/日がその摂取許容量です．摂取許容量が示されているのは，フッ化物の過剰摂取では歯のエナメル質が白く濁る歯のフッ素症（いわゆる斑状歯）がみられ，極端な過剰摂取では骨フッ素症という一種の骨硬化症の可能性があるからです．この場合，4〜8 歳までは 0.1 mg/kg/日，すなわち，摂取許容量の倍量である体重 1 kg 当たり 0.1 mg を摂取許容量とし，それ以上のフッ化物を毎日摂取すると過剰であることを示しています．ところが，9〜13 歳以上の年齢では，年齢も性別も無関係に 10.0 mg/日がその摂取許容量です．これはどうしたことでしょう．

フッ化物の過剰摂取による歯のフッ素症になる可能性があるのは，顎骨のなかでも歯，特にエナメル質が形成されているときです．すなわち，永久歯であれば誕生から

8歳までの時期ですが,9歳以降はいくらフッ化物の過剰摂取があっても歯のフッ素症になることはありません.つまり,9歳以降の摂取許容量10.0 mg/日というのは,骨フッ素症に対する摂取許容量ということになるのです.

3 フッ化物推奨投与量

表2-5に国際歯科連盟(FDI, 1993)によるフッ化物推奨投与量を示しました.小児の年齢群別に,飲料水のフッ化物濃度別のフッ化物推奨投与量がmg/日で示されています.例えば,飲料水フッ化物濃度が0.3 ppm以下のフロリデーションを実施していない普通の地域では,3〜5歳では1日0.5 mgのフッ化物を摂取することを推奨しています.しかし,この0.5 mg/日のフッ化物量は,先にあげたアメリカ医学研究所によるフッ化物適正摂取量である4〜8歳児の1.1 mg/日の半量以下です.これはどうしてでしょうか.

アメリカ医学研究所によるフッ化物適正摂取量は飲食物中のフッ化物を含めての適正摂取量であるのに対して,国際歯科連盟によるフッ化物推奨投与量は飲食物から自然に摂取されるフッ化物に加えて,フッ化物製剤などによる推奨投与量を示しているというのがその答えです.フッ化物は,あまねくすべての飲食物に自然に含まれているのですが,それだけでは歯の健康を保つには不足である,ということを思い出していただけることでしょう.ただし,日本では,こうした全身応用のためのフッ化物製剤,すなわち,フッ化物錠剤や赤ちゃんのミルクに滴下するフッ化物ドロップなどの製剤はなく,また,フッ化物の処方もほとんどなされていないのが現状です.

表2-5 FDI(1993年)のフッ化物推奨投与量(mg/日)

子どもの年齢	飲料水フッ化物濃度 (mg/l)		
	0.3以下	0.3〜0.7	0.7以上
誕生〜3歳	0.25	0	0
3〜5歳	0.50	0.25	0
5〜13歳	1.00	0.50	0

E フロリデーション

1 フロリデーションにおける至適濃度

現在,世界で実施されているフロリデーションのフッ化物至適濃度は,国際的にみると広く,温帯地域でほぼ1 ppmです.その許容限界濃度は1.5 ppmとされています.

表2-6に水道水のフッ化物の水質基準と,むし歯予防のための推奨水道水フッ化物濃度を示しました.フッ化物についての水質基準では,WHO(世界保健機関)は1.5 mg/l(1.5 ppm)以下ですが,日本の水質基準はその約半分の0.8 mg/l(0.8 ppm)以下となっ

表 2-6 水質基準におけるフッ化物濃度と有効濃度

水 質 基 準	
WHO の水質基準	1.5 mg/*l*（1.5ppm）以下
日本の水道水の水質基準	0.8 mg/*l*（0.8ppm）以下
むし歯予防のための推奨水道水フッ化物濃度	
WHO	0.7〜1.0 mg/*l*（0.7〜1.0ppm）＊
アメリカ公衆衛生局	0.7〜1.2 mg/*l*（0.7〜1.2ppm）＊

＊地域の平均気温の差による飲水量の差から，最適な飲料水中のフッ化物濃度には一定の幅がある

ています．また，むし歯予防のための推奨水道水フッ化物濃度については，WHO では 0.7〜1.0 mg/*l*（0.7〜1.0 ppm），アメリカ公衆衛生局では 0.7〜1.2 mg/*l*（0.7〜1.2 ppm）となっています．地域の平均気温の差による飲水量の差から，最適な飲料水中のフッ化物濃度には一定の幅をもたせてあるのです．これをみると日本の水質基準は，むし歯予防など健康増進のことは考慮されていないことがわかります．

2 フロリデーションの安全性

現在，世界各国で行われているフロリデーションに使用するフッ化物は，フッ化ナトリウムやフルオロケイ酸ナトリウムという化合物で，ホタル石や氷晶石，リン鉱石などの自然の鉱物を原料にして生産されています．しかし，いずれのフッ化物を使用するにしても，フロリデーションに使用するときは約 1 ppm という，きわめて低い濃度で，すべてフッ化物になっています．フロリデーションに使用するフッ化物は人工物であり自然のものではないという誤った意見がありますが，イオンになったものに人工物も自然物も区別はないのです．

天然の物でも毒茸やテトロドトキシンというふぐ毒は猛毒物質であり，山の水をそのまま飲んでも，山の動物などの排泄物などで細菌汚染されていることもあります．一方，人工的な物質で安全に活用されている物質も多くあります．食品や調味料，食品添加物の多くがそうです．

フロリデーションが開発された背景には，自然水の飲用経験から，過量のフッ化物を含んだ自然水の飲用で歯が白く濁る，いわゆる歯のフッ素症が発生し，フッ化物濃度が低すぎるとむし歯が多発するということの研究結果があるのです．また，水道法では，水質基準によって上水道の水は蛇口から流出するとき 0.1 ppm 以上の塩素イオンを含むことになっており，そのために水源の貯水池において消毒のために塩素を添加しています．このとき使用する塩素も工業的につくられたものですが，水道水の塩素消毒は必要です．このように，水も自然のままでは安全とはいえないことがわかります．

また，必須栄養素といわれる物質でも，これらの事情は同じです．例えば，カルシウムの吸収に必要なビタミン D の必要量は 1 日当たり 20 μg 以下です．もし 100 μg

摂取すると生体にとっては過量であり，危険な量になります．この μg という単位は 1,000 分の 1 mg，または 100 万分の 1 g というきわめて小さな単位です．一方，フッ化物の必要量は 1 日当たり 1 mg であり，ビタミン D の 50 倍の量的レベルにあります．

3 飲料水フッ化物の至適濃度とバイオ・マーカー

私たちが体にとり入れる飲食物にはちょうどよい量というのがあります．健康維持のために絶対に摂取する必要のある必須栄養素にももちろん適正量が存在します．例えば，ビタミン A，D，また最近では，ビタミン C でさえ過剰摂取による害があることがわかってきました．フッ化物も同様です．歯の形成期，永久歯では出生から満 8 歳までのあいだに高濃度の飲料水を慢性的に摂取すると，歯のエナメル質が白く濁って見える歯のフッ素症が発生することがあります．歯がつくられるとき，厳密にはエナメル質の形成時だけフッ化物に敏感に反応し，過剰摂取がつづくと体の他の組織には異常がまったくみられなくても歯が白くなる場合があるのです．いわばこの場合，歯のフッ素症はフッ化物過剰摂取に対する人体のバイオ・マーカーの役目をはたしていることになります．歯のフッ素症の出現程度をみることによって，飲料水からのフッ化物摂取の適否を知ることができるからです．歯が白くなりすぎても，また，むし歯になるのもよくないことから，飲料水フッ化物の至適濃度が決定されているのです．

このように，むし歯予防のためのフロリデーションでのフッ化物濃度，すなわち至適濃度は，飲料水からのフッ化物が過剰に摂取されないように，かつむし歯予防に十分効果があり，丈夫な歯になるように，ちょうどよい量のフッ化物を摂取できるように設定され，私たちの健康に利益をもたらしています．

F 世界におけるフッ化物の応用

1 世界におけるフロリデーション

表 2-7 にイギリスフロリデーション協会の報告による，世界のフロリデーションをしている国と，それぞれの国の全人口に対するフロリデーション人口の割合を％で示しました．香港，シンガポールの 100％実施率をはじめ，コロンビア，アイルランド，マレーシア，オーストラリア，ニュージーランド，アメリカ合衆国，キリバスなどではその大半が，イスラエル，チリ，カナダ，ブラジル，フィジー，ギアナ，リビア，アルゼンチンなどでは国民の 50〜20％の実施率が，近隣の国では中国 16％，韓国 15％の実施率があげられています．

2 世界におけるフッ化物応用の推移

表 2-8 にイギリス歯科医師会（2001）の報告（概数）から最近の代表的な各種フッ化

表 2-7　世界のフロリデーション

香　港	100	ブラジル	41	ジンバブエ	8.8
シンガポール	100	フィジー	36.4	スウェーデン	8.4
コロンビア	80	ギアナ	29.3	タ　イ	8.4
アイルランド	70	リビア	26	フィリピン	7.8
マレーシア	70	アルゼンチン	21	フィンランド	5.3
オーストラリア	67	中　国	16	ベトナム	5.3
ニュージーランド	64	スリランカ	15	スイス	4.8
アメリカ合衆国	62	韓　国	15	メキシコ	4.0
キリバス	60	チェコ	14.7	フランス	3.0
イスラエル	45	イギリス	13.2	ペルー	2.4
チ　リ	42	スペイン	10.2		
カナダ	41	ザンビア	10		

※数値は全人口に対する割合(%)　　　　　　　　（イギリスフロリデーション協会，2000）

表 2-8　世界のフッ化物利用の推移（概数）

フッ化物応用法	1990 年	2000 年	変化率
フロリデーション	2 億 1,000 万人	3 億人	43％増加
フッ化物添加食塩	400 万人	9,700 万人	24 倍増加
フッ化物添加ミルク	10 万人	20 万人	2 倍増加
フッ化物錠	2,000 万人	1,500 万人	25％減少
フッ化物洗口	2,000 万人	1 億人	5 倍増加
フッ化物配合歯磨剤	4 億 5,000 万人	15 億人	3.3 倍増加
フッ化物歯面塗布	2,000 万人	3,000 万人	50％増加

（*British Dental Journal*, 191（9）：10，2001 より）

　物の利用状況について，1990 年と 2000 年との 10 年間の推移をみたものを示しました．これによると，フロリデーションは 1990 年の 2 億 1,000 万人から 3 億人へと 43％の増加を示しています．同じ時期にフッ化物添加食塩は 400 万人から 9,700 万人へと 24 倍の大幅な増加，フッ化物洗口は 2,000 万人から 1 億人へと 5 倍の増加，フッ化物配合歯磨剤は 4 億 5,000 万人から 15 億人へと 3.3 倍の増加，その他，フッ化物添加ミルク，フッ化物歯面塗布いずれも，フッ化物錠を除いては増加の一途をたどっています．今日に至っても，世界中ではフロリデーションをはじめ，多くのフッ化物応用について，その普及に努めていることがわかります．

　なお，フッ化物錠については，フッ化物応用法では唯一普及にかげりがみられています．その理由として考えられるのは，全身応用であるにもかかわらずフロリデーション地域で飲用されたり，処方が守られずに 1 週間分を一度に飲用したり，子どもが多量に食べてしまって急性中毒事故を起こすなど，一般の人に服用がまかされたかたちでの処方に無理があるものと考えられます．なお現在，日本ではフッ化物錠の処方はなされていません．

3 フロリデーションはWHOおよびFDI(国際歯科連盟)が承認・推進している

　1940年代半ば以降に，ヒトを対象としたフッ化物によるむし歯予防方法の試験研究としてフロリデーションが開始され，1950年代後半から60年代にかけて飲料水中のフッ化物濃度を約1 ppmに調整した都市が，天然の同程度のフッ化物濃度の給水地区とむし歯罹患状態が同じであることが明らかになりました．これを受けて，世界の専門機関からフロリデーションを推奨する決議文と声明文が相次いで出されました．

　1964年11月，アメリカ，カリフォルニア州サンフランシスコで開催された第52回FDI年次総会においてフロリデーションに関する決議文が採択されました．

FDIの決議文(1964)

1．むし歯は全身の健康を阻害し，疼痛を誘発して，全世界の大多数が罹患する疾病である．
1．WHO，各国政府及び科学専門諸団体より招集された専門委員会によって，むし歯抑制手段としてのフロリデーションの安全性，効果及び実用性に関する科学的根拠が検討され，承認された．
1．過去30年間にわたる経年的観察研究の結果，フロリデーションがむし歯抑制に対して最も効果的かつ，廉価な方法であることが確認された．
　　従って以下の如くに決議する．
　フロリデーションはむし歯の発生を安全かつ経済的に抑制する手段として，現状においては最も有効な公衆衛生学的施策であることをすべての関係当局に推薦すべきことを決議する．

　WHOからの最初の勧告は1969年に出されました．ついで，WHO第28回総会(1975)で，地域社会のむし歯予防策におけるフロリデーションの推進勧告が出され，さらに，WHO第31回総会(1978)においては，「安全で安価，かつ効果のあるむし歯予防方法が存在すること，特に広範に実施されている水道水中のフッ化物至適濃度調整による方法，さもなくば，他の予防の薬剤や処置と同様に，全身的かつ局所的にフッ化物を使用する別の方法があることを認識すること」と述べ，第一に「口腔疾患の予防と管理に対する企画のなかで，時期・場所にかかわらず，フロリデーションを用いるよう参加国に勧告する」と決議しました．

WHOの勧告文(1969)

　水，その他の源泉からのフッ化物摂取量が公衆衛生上立証された最適水準に達していない場合は，水道供給事業にフッ化物濃度の調整装置を導入する可能性を検討し，実行可能な場合にはこれを導入すること，及び水道水フッ化物添加が実行不可能な場合には歯科衛生のためのフッ化物使用の他の方法を検討することを加盟各国に勧告する．
　　　　　　(WHO第22回総会の水道水フッ化物添加関連審議記録より)

また，1994年に発行された「フッ化物と口腔保健」（WHO専門委員会報告書）の第7章にフロリデーションについての記載があり，結論として次の4点があげられています．

「フッ化物と口腔保健」（WHO専門委員会報告書）

1. 地域におけるフロリデーションは安全かつ経済的であり，社会的に受け入れられ，実施可能なところでは導入と継続が望まれる．
2. 至適フッ化物濃度は 0.5〜1.0 mg/l の範囲である．
3. フロリデーションのシステムの技術的な操作については，毎日の定期的な記録とモニターが必要とされる．
4. むし歯と歯のフッ素症に関する定期的な調査の実施が望まれる．

表2-9にフロリデーションを推奨している保健に関係する専門団体を示しました．このように，むし歯予防のためのフロリデーションはWHOをはじめ，欧米の医学歯学薬学系，その他の関連機関が推奨しており，世界では150もの専門機関が推奨しています．このことからフロリデーションはむし歯予防のためだけでなく，健康増進に寄与することで世界の専門機関が推奨していることがわかります．

表2-9　フロリデーションを推奨する主な団体

WHO	アメリカ小児科学会	イギリス医師会
FDI	アメリカ公衆衛生学会	イギリス歯科医師会
厚生労働省	アメリカ整骨療法師会	カナダ歯科医師会
日本歯科医師会	アメリカ栄養士会	カナダ医師会
日本歯科医学会	アメリカ歯科衛生士会	アイルランド歯科医師会
日本口腔衛生学会	アメリカ看護協会	オーストラリア歯科医師会
アメリカ医師会	アメリカ水道協会	ニュージーランド歯科医師会
アメリカ歯科医師会	イギリス保健省	ORCA（ヨーロッパう蝕研究協議会）

G　フッ化物応用に対する日本の見解

フッ化物応用に対する日本の見解としては，過去いくつかの専門機関によって公表されてきました．その主なものとしては，日本歯科医師会「弗化物に対する基本的な見解(1972)」，日本口腔衛生学会「水道水フッ化物添加法の推進表明(1972)」および「う蝕予防プログラムのためのフッ化物応用に対する見解(1982)」，厚生省「幼児期における歯科保健指導の手引き(1989)」そして，日本学校歯科医会「学校歯科保健とフッ素(1989)」があります．

次に，最近のものとして日本歯科医学会による「フッ化物応用についての総合的な見解(1999)」，日本口腔衛生学会による「今後のわが国における望ましいフッ化物応用への学術支援(2002)」，厚生労働省医政局長および厚生労働省健康局長連名による通知

「フッ化物洗口ガイドライン(2003)」について,そのあらましを掲載します.

1 日本歯科医学会
― フッ化物応用についての総合的な見解 ―

　日本歯科医学会医療問題検討委員会フッ化物検討部会は,日本歯科医学会の要請を受け,1998年1月から1999年10月まで9回の委員会を開催し,「フッ化物応用についての総合的な見解」をまとめました.その結果,むし歯予防を目的としたフッ化物の応用は,日本における地域口腔保健向上へのきわめて重要な課題であることをあらためて確認し,1999年11月1日,次の2点の推奨を結論とする最終答申を提出しました.すなわち,①国民の口腔保健向上のためフッ化物の応用を推奨すること,②日本におけるフッ化物の適正摂取量(AI:Adequate Intake)を確定するための研究の推進を奨励することでした.

　なお,当フッ化物検討部会は今後の重要な課題として,EBM(Evidence-Based Medicine)および Evidence-Based Oral Health Care に基づいたフッ化物応用の推進を提言し,当該の答申がこうした問題提起の第一歩となり,口腔保健医療専門職のフッ化物応用の推進に対する合意の形成と確立を図り,フッ化物応用による口腔保健の達成を現実のものとし,ひろく国民の健康の保持増進に貢献できることを期待する,としたのです.当答申は1999年12月17日,日本歯科医学会によって了承されています.

2 日本口腔衛生学会
― 今後のわが国における望ましいフッ化物応用への学術支援 ―

　日本口腔衛生学会は,2002年,「今後のわが国における望ましいフッ化物応用への学術支援」において,21世紀の日本における国民の口腔保健の向上を図るため,専門学術団体として,フッ化物局所応用ならびに水道水フッ化物添加法を推奨するとともに,それらへの学術的支援を行うことを表明しました.

　同表明は,水道水フッ化物添加法が生命科学の基盤に即したフッ化物応用法の基礎をなす方法であり,生涯を通じた歯質の強化と健康な歯列の保持増進を目的に地域保健施策として,世界の多数の国々で永年の疫学的検証に基づいて実施されてきていること,また最近では,日本でも日本歯科医学会が「フッ化物応用についての総合的な見解(1999)」において,水道水フッ化物添加法が優れた地域保健施策として位置づけていること,2000年11月には厚生労働省が水道水フッ化物添加について「市町村からの要請があった場合,技術支援をする」ことを表明したこと,また,それに引きつづき,日本歯科医師会が「水道水フッ化物添加法の効果,安全性を認め,厚生労働省の見解を支持し,地域歯科医師会,関連専門団体や地域住民の合意の基に実施すべきである」との見解を示したことなどを掲げ,こうした一連の状況に鑑みて,日本口腔衛生学会は「フッ化物局所応用ならびに水道水フッ化物添加法を推奨するとともに,それらへの学術的支援を行うこと」を表明しました.

3 厚生労働省 ― フッ化物洗口ガイドライン ―

　厚生労働省は，2003年1月14日，厚生労働省医政局長および厚生労働省健康局長連名により全国各都道府県知事にあてて「フッ化物洗口ガイドライン」(医政発第0114002号，健発第0114006号)を通知しました．

　この通知において厚生労働省は，「健康日本21」における歯科保健目標を達成するために有効な手段として，フッ化物の応用は重要であること，厚生労働科学研究事業において「フッ化物洗口実施要領」をとりまとめたことをふまえ，「フッ化物洗口ガイドライン」を定めたので，「貴職におかれては，本ガイドラインの趣旨を踏まえ，貴管下保健所設置市，特別区，関係団体等に対して周知方お願いいたしたい」，としたのです．このなかで，特に，公衆衛生的なフッ化物応用として，学校などにおけるフッ化物洗口法を推奨していることは，フッ化物応用法の優れた公衆衛生特性を認めたものとして注目に値するものです．

　このガイドラインの前文に相当する部分を次頁に掲載しました．

フッ化物洗口ガイドライン

医政発第 0114002 号
健 発 第 0114006 号
平成 15 年 1 月 14 日

各都道府県知事殿

厚生労働省医政局長
厚生労働省健康局長

フッ化物洗口ガイドラインについて

　健康日本 21 における歯科保健目標を達成するために有効な手段として，フッ化物の応用は重要である．わが国における有効かつ安全なフッ化物応用法を確立するために，平成 12 年から厚生労働科学研究事業として，フッ化物の効果的な応用法と安全性の確保についての検討が行われたところであるが，この度，本研究事業において「フッ化物洗口実施要領」を取りまとめたところである．

　ついては，この研究事業の結果に基づき，8020 運動の推進や国民に対する歯科保健情報の提供の観点から，従来のフッ化物歯面塗布法に加え，より効果的なフッ化物洗口法の普及を図るため，「フッ化物洗口ガイドライン」を別紙の通り定めたので，貴職におかれては，本ガイドラインの趣旨を踏まえ，貴管下保健所設置市，特別区，関係団体等に対して周知方お願いいたしたい．

1．はじめに

　フッ化物応用によるう蝕予防の有効性と安全性は，すでに国内外の多くの研究により示されており，口腔保健向上のためフッ化物の応用は，重要な役割を果たしている．わが国においては，世界保健機関（WHO）等の勧告に従って，歯科診療施設等で行うフッ化物歯面塗布法，学校等での公衆衛生的応用法や家庭で行う自己応用法であるフッ化物洗口法というフッ化物応用によるう蝕予防が行われてきた．特に，1970 年代からフッ化物洗口を実施している学校施設での児童生徒のう蝕予防に顕著な効果の実績を示し，各自治体の歯科保健施策の一環として，その普及がなされてきた．

　そのメカニズムに関しても，近年，臨床的う蝕の前駆状態である歯の表面の脱灰に対して，フッ化物イオンが再石灰化を促進する有用な手段であることが明らかになっており，う蝕予防におけるフッ化物の役割が改めて注目されている．

　こうした中，平成 11 年に日本歯科医学会が「フッ化物応用についての総合的な見解」をまとめたことを受け，平成 12 年度から開始した厚生労働科学研究において，わが国におけるフッ化物の効果的な応用法と安全性の確保についての研究（「歯科疾患の予防技術・治療評価に関するフッ化物応用の総合的研究」）が行われている．

　さらに，第 3 次国民健康づくり運動である「21 世紀における国民健康づくり運動」（健康日本 21）においても歯科保健の「8020 運動」がとりあげられ，2010 年までの目標値が掲げられている．これらの目標値達成のための具体的方策として，フッ化物の利用が欠かせないことから，EBM（Evidence Based Medicine）の手法に基づいたフッ化物利用について，広く周知することは喫緊の課題となっている．

　このような現状に照らし，従来のフッ化物歯面塗布法に加え，より効果的なフッ化物洗口法の普及を図ることは，「8020」の達成の可能性を飛躍的に高め，国民の口腔保健の向上に大きく寄与できると考えられ，上記の厚生労働科学研究の結果を踏まえ，最新の研究成果を盛り込んだフッ化物洗口について，その具体的な方法を指針の形として定め，歯科臨床や公衆衛生，地域における歯科保健医療関係者に広く周知することとした．

Chapter 3

むし歯予防を
公衆衛生の場で進める意義

むし歯予防を公衆衛生の場で進める意義を検討するにあたり，公衆衛生の基本概念，むし歯問題の大きさ，公衆衛生特性の高いフッ化物利用による実績，公衆衛生で初めて実現可能な健康の公正，そして，公衆衛生活動を効果的に進めるためのヘルスプロモーションなどについて解説します．

A 公衆衛生の基本的考え方

「公衆衛生 public health とは，病気を予防し，寿命を延ばし，精神的・肉体的な健康と活動能力を増進するための科学と技術であり，共同社会の組織化された活動（努力）によってそれらを実現するもの」とされています（Winslow，1949年）．これは半世紀前に定義された概念ですが，今日でもそのまま活用できる内容として WHO をはじめ世界の医学界で広く認められています．すべての人々の健康を目指していることが基本にあり，その目的実現のために，共同社会の組織化された活動（努力）によって，という点に注目することが重要です．

「公衆衛生（活動）」と似た用語に「地域保健（活動）」があります．これらは新旧の対立する概念ではなく，「地域保健（活動）」は「公衆衛生（活動）」の一部と考えるべきです．あえて「地域保健（活動）」を定義すると，特定地域（例えば，市町村などの単位）に住居する住民のなかで，母子，成人，高齢者を対象とした保健活動となります．その他，学校保健と産業保健を包含したすべての人々の保健活動が「公衆衛生（活動）」です．そして，公衆衛生の内容として，環境保健，疾病予防，健康教育，健康管理，衛生行政，医療制度，社会保障があげられます．

表 3-1 公衆衛生の概念

すべての人々を対象にし，共同社会の組織化された活動（努力）による健康増進の科学と技術
分野：地域保健（母子，成人，高齢者）
　　　学校保健（児童・生徒）
　　　産業保健

むし歯も歯周病も個人の責任，という考え方があります．確かにむし歯になる人，ならない人がいますし，その責任のすべてが個人にゆだねられるようにも思われます．しかし，一人で生きている人間はいません．よいことも悪いことも互いに影響しあって生きています．なぜむし歯になるのか，なぜ口の中にむし歯原因菌が生息するようになったのか，なぜ自分が甘い物好きになったのか，なぜ自分の歯の質は弱いのか考えてみましょう．それらむし歯の原因と考えられる要因の源を追求していくと，親からの遺伝があり，生活を共有する家族，友人，社会とのかかわりがあります．毎日口にしている食物や水中のミネラル成分の平均摂取量は，その地域社会の水道や流通している物によって大部分が決まってきます．どこかで個人だけの責任とはいえないところにつながっていることがわかってきます．よって，むし歯に対する原因の除去も，抵抗力の付与も，共同社会での生活条件を人々とのつながりのなかで取り組んだほうが効率よく進めることができるのです．実際，多くの疫学調査から，むし歯の有病率が地域や時代により集団の平均値として大きく変化していることが示されています．

1つの事例として，新潟県における2003(平成15)年，市町村単位の12歳児平均むし歯数を比較すると，著しい較差がみられます．図3-1に，A：全園，全小学校でフッ化物洗口を実施している66市町村，B：全小学校でフッ化物洗口を実施，しかし，園では未実施の市町村(6市町村)，C：園，小学校ともに未実施の市町村(16市町村)のむし歯数(DMFT：永久歯の一人平均むし歯数)を示しました．むし歯数はそれぞれ順に，0.86，1.30，1.65でした．フッ化物洗口を施設単位で実施しているかどうかで，明らかな差がみられます．それぞれの地区に住む子ども達において，歯を大切にしたい気持ちも日常の努力もほとんど差はないと考えられます．むしろ，学校や地域で取り組む組織活動が，フッ化物洗口を励行するという個人の健康生活を強く支援し，むし歯予防の成果を向上させていると考えられます．

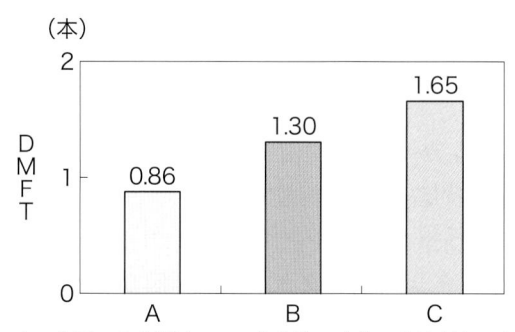

A：全園，全小学校でフッ化物洗口実施の市町村(66市町村)
B：全小学校でフッ化物洗口を実施，園は未実施の市町村(6市町村)
C：園，小学校ともに未実施の市町村(16市町村)

図3-1　フッ化物洗口実施状況別12歳児平均むし歯数の市町村較差(新潟県，2003年)

B　むし歯は歯周病と並ぶ大きな社会的問題

　今日，むし歯は歯を失う最大の原因となっています(図3-2)．一般に発展途上国では，歯を喪失する第一の原因は歯周病ですが，先進工業国では歯周病による喪失歯が減少し，一方，むし歯による喪失歯の割合が増加してきました．1970年代より小児のむし歯の激減を実現している欧米諸国でも，現在はまだ，むし歯による喪失歯の割合が増加している段階にあります．日本でもむし歯による喪失歯の割合が増加していることから，社会全体からすると，小児から高齢者まですべての人々を含めたむし歯予防が当面の最重要課題といえます．なお，歯を失わないためには，むし歯予防と並行して成人以降での歯周病予防も大きな課題です．将来，成人・高齢者でもむし歯予防の成果が現れてくる段階では，歯の寿命が延長し，歯周病による喪失歯がさらに大きな割合として残されてくると思われます．
　むし歯や歯周病による疼痛，また，歯を失って日常生活の質が低下することなどの損失はもちろん，それらの治療にかかわる負担は時間的・経済的にも大きくのしかかっています．むし歯ができるまではむし歯くらいと考え，むし歯になったら治療に

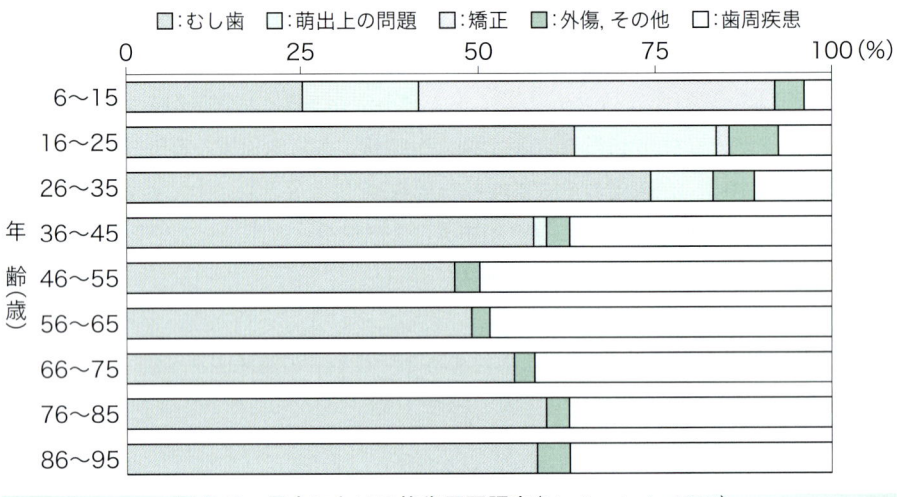

図 3-2　日本における抜歯原因調査(Morita et al., 1994)

いけばすむと考えがちです．しかし，一般的にそのように考えている結果，国民全体で集計した場合の歯科医療費は驚くほどの高額にのぼっています．疾病別の医療費で比較すると，全身疾患で最も高額ながんの医療費 2 兆 2,171 億円をしのいで，歯科疾患は 2 兆 5,882 億円［2002(平成 14)年］となっています(図 3-3)．歯科疾患の社会的問題の大きさを再認識することを促す情報の 1 つです．

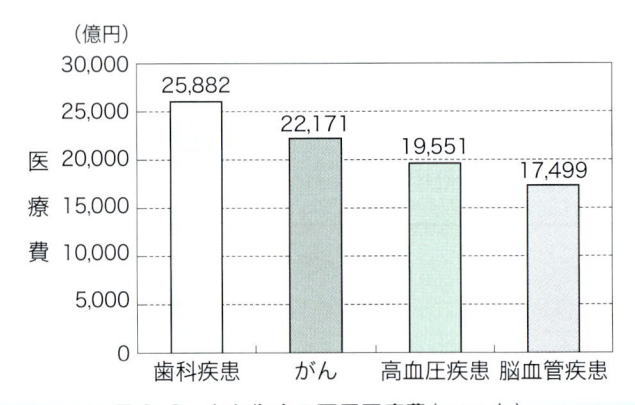

図 3-3　主な傷病の国民医療費(2002 年)

　もう 1 つ，むし歯は社会的な問題であると考えるべき要件として，ぜひ付け加えなければならないことがあります．それは，むし歯は予防しようと思えば可能であり，有効な方法がすでにあるという点です．特に，フッ化物利用の有効性は専門機関が一致して認めていることであり，この点もむし歯が社会的な問題であることを支持する重要な根拠といえます．なお，公衆衛生上の問題としてクローズアップされる要件に，表 3-2 に示した 4 つがあげられており，むし歯はこれらを全体的に備えていることが確認されます．

表 3-2　公衆衛生の課題となる要件

1　有病率が高い(発病がまれな場合は症状が重篤)
2　個人の生活の質(QOL)を著しく損なう
　　(痛み，不快，機能喪失，社会的活動障害 isolation)
3　社会的損失が大きい(医療費，学業や労働の時間を失う)
4　予防する有効な方法がある

(Sheiham & Watt)

C　学校でフッ化物洗口を実施することの意義

　保育園や幼稚園，また，小学校や中学校でフッ化物洗口を行う意義は，図 3-4 に示す 4 つの面から考えることができます．それらの全体的な角度から支援し，子どもたちが長い期間継続して，安全に効果的にフッ化物洗口を実施できるようにすることが大切です．実際，専門機関から勧められているフッ化物洗口の標準期間は，4 歳から

フッ化物洗口を，学校など施設単位で行う意義

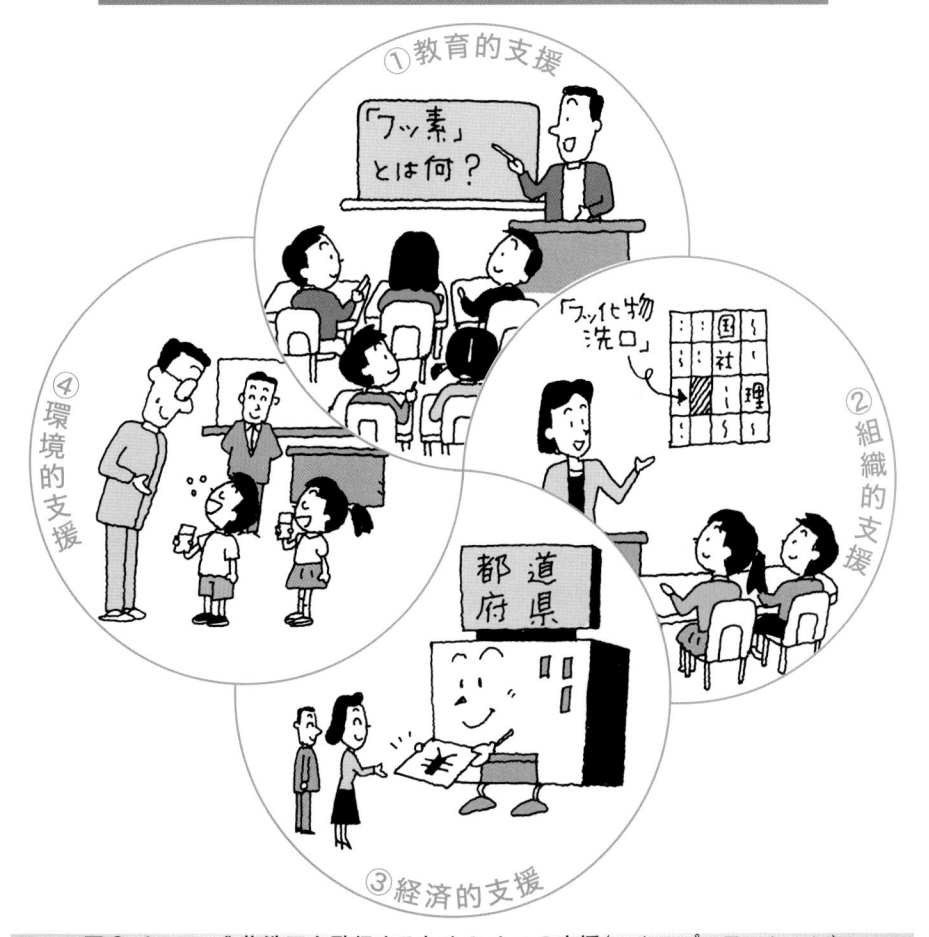

① 教育的支援
② 組織的支援
③ 経済的支援
④ 環境的支援

図 3-4　フッ化物洗口を励行するための 4 つの支援(ヘルスプロモーション)

中学校を卒業するまでの11年間と，かなりの長期間です．希望するすべての子どもたちがそのような長期間，フッ化物洗口を継続できる方法は，学校など施設で行う以上によい方法は他にはないのです．

1 教育的支援

フッ素*とは何か，フッ化物*とは何か，フッ素のどのような仕組みによりむし歯を予防できるのか，なぜフッ素が有効なのかなどを健康教育や保健指導の一貫として組み入れます．このことによって，児童らは，フッ化物洗口を行うことの大切さを理解し，自分の健康づくりの道を自主的に選択できるようにもなり，そのような学習のサポートができます．現在，フッ化物洗口を実施している学校では，洗口液の調整以外の準備や後片づけも，児童・生徒の保健活動として行っているのが一般的です．

2 組織的支援

ある集団で1つの決まりごととして健康生活を実践するような工夫を，組織的支援といいます．フッ化物洗口の時間を例えば，1週間に1回，学校の校時表の一部に位置付けることにより，担任教師の監督のもと，クラスの皆と一緒に，国語，算数などの科目と同様に，あたりまえのこととして忘れず実施することができます．

3 経済的支援

フッ化物洗口にかかわる費用について，都道府県や市町村行政の公的予算による援助を行い，個人の負担を軽く，またはなくすことができます．2004（平成16）年現在，集団でフッ化物洗口を実施している3,923施設のうち，83.3％の施設ではそのような公的予算で賄われています．

4 環境的支援

施設の整備は，衛生的で，安全なフッ化物洗口の実施を保証してくれます．

以上の4つの支援は，健康教育から，組織活動，環境整備，行政責任までを総合的に含んでおり，典型的なヘルスプロモーションの事例といえます．なお，フッ化物洗口は，かかりつけ歯科医師の指導のもと，市販の洗口剤を用いて家庭でも行うことができます．しかし，毎日の実行を個人の意識にゆだねていくだけでは，一般的に長続きしません．また，そもそも家庭で長期間継続できる人は比較的健康生活の動機づけ

---

*「フッ素」は元素名である．「フッ素」は自然界に単体として存在することはなく，「フッ化物イオン」や「フッ化物」（無機化合物）として存在する．例えば，むし歯予防に用いる代表的なフッ化ナトリウム（NaF）は「フッ化物」であり，このなかに「フッ化物イオン（F⁻）」が含まれている．また，フッ化ナトリウム（NaF）を用いる洗口液はフッ化物溶液という．なお，むし歯予防と無関係の有機化合物であるフッ素の化合物，例えば，フロンガスやテフロンなどは「フッ素化合物」とよぶ．

が高く，家庭環境にも恵まれています．むしろ，長期間継続できない子どもほどむし歯のリスクが高く，フッ化物洗口の必要性が高いということが考えられ，家庭で行う方法は本質的な問題が残ります．

家庭でのフッ化物洗口を毎日継続できる児童の割合は，3割弱とされています．群馬県下仁田町では，1993(平成5)年より町内5保育園の施設内でフッ化物洗口を実施してきました．さらに1997(平成9)年から，学校での実施に協力が得られなかったため，やむを得ず小中学校生を対象に町行政の予算で家庭でのフッ化物洗口を勧めてきています．その結果，家庭でのフッ化物洗口を週5日以上実施している者の率は，小中学生合計で26.6％(洗口希望者で有効回答者561名のうち：2005年1月調査)となっていました．町内の約100名の保健推進委員が各家庭を訪問し配付する方法でこの事業が支えられています．しかし，多くの子ども達は，フッ化物洗口をすることをうっかり忘れてしまうのだと考えられます．

D 口腔保健における不平等を是正し，健康の公正を実現する

健康づくりには自己管理，セルフケアが重要です．また，むし歯リスクの高い人を個別に選んで，特別メニューで予防管理を行う方法もあります．ところが，セルフケアや個別的予防管理には，上記の家庭で行うフッ化物洗口のように根本的な限界があります．すなわち，条件のよい人を，もっとよくするうえで有効ですが，むし歯予防の意識がうすい者を支援する方策としては，力が及びにくいのです．実際，結果からみますと，むし歯の発生リスクの高い者ほどセルフケアに無関心であり，リスク診断や定期的な予防管理サービスにも参加しようとしません．

健康の公正は社会が求める最も尊い目標の1つとされています．1994(平成6)年，WHOはヘルスプロモーションの基本コンセプトに健康の公正を位置づけています．そして，むし歯を予防するうえで，健康の公正を実現する最良の方策はフロリデーション(水道水フッ化物濃度調整，communal water fluoridation，水道水フロリデーション)であるといっています(WHO，2001年／イギリス王立医学協会，2004年)．

イギリスの実績から，図3-5に示すような結果が得られています(「One in a million」，イギリス王立医学協会，2004年)．1993～1994年調査，5歳児，フロリデーション地区(フッ化物濃度0.7ppm以上，実施後5年以上継続)の7都市(16,663名，121区域)と，非実施の7都市(25,216名，318区域)の平均dmft(乳歯むし歯)が比較されました．居住区域の経済レベルがタウンゼント指数(失業率，車の保有率，家族数，借家率による)によって分けられています．イギリスの平均レベルをタウンゼント指数＝0とし，マイナスは豊かな家庭の区域，プラスは貧しい家庭の区域となります．相関表によって整理されたデータから，フロリデーションは経済的に豊かな家庭よりも，貧しい家庭においてより多くのむし歯減少効果をもたらしていることが明示されています．すなわち，フロリデーションが歯の健康における不公平を本質的に縮小していることがわかります．

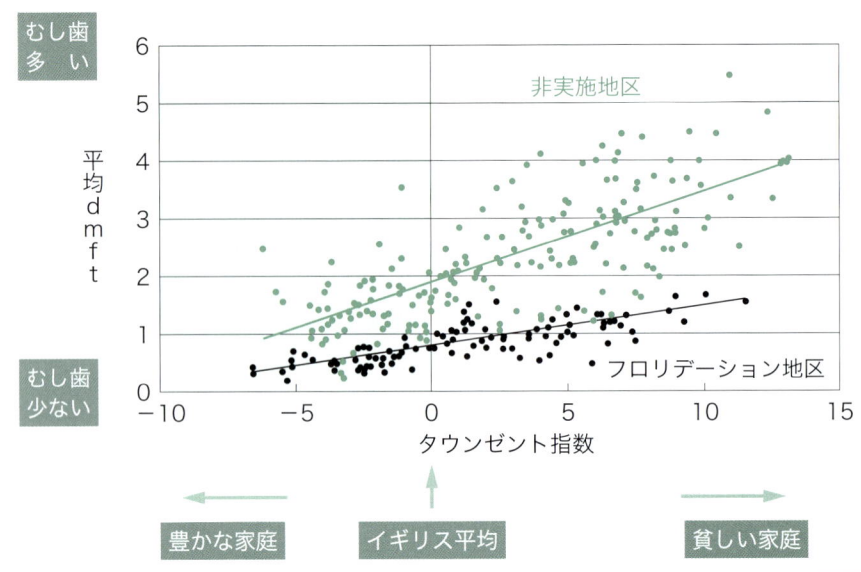

図 3-5 イギリスにおけるフロリデーション実施地区と非実施地区別にみた家庭の経済レベルと 5 歳児のむし歯数(平均 dmft)

(イギリス王立医学協会，2004/Riley j. c. et al., 1999 より)

　また，一人の人間を年齢の軸で眺めてみると，自己管理が十分にできない小児や高齢者にむし歯リスクの高い時期があります．さらに，自己管理ができるはずの青年期や成人期にも危険が潜んでいます．いつもは健康的で規律ある生活をしてきた人が，人生のある場面で，例えば，入学試験，人間関係でのいざこざ，また，会社の大事業を前にして，突然に健康習慣が乱れることがあります．全身疾患を患ったり，認知症になったり，人生 80 年のあいだにむし歯発生のリスクが高まることは誰にでもあると考えるべきでしょう．結果として，生涯むし歯と関係なくすごせる人は皆無に等しいという現実があります．とすると，健康の公正を考えて行う施策，環境改善や社会システムを活用した健康づくりは，長い目でみると実は一人ひとりの健康増進を支える基礎にもなっていることがよくわかると思います．

E 市民と歯科医師の両者が得をする社会　both win

　アメリカ NIH の健康教育を専門に研究している Dr. Alice Horowitz は，次の言葉で重要なことを説いています．むし歯予防を進めることにより，市民には健康が与えられ，歯科医師には社会からの尊敬が与えられるという意味の "both win" という言葉です．日本においても，むし歯を予防したら歯科医師の将来が危ぶまれるという，ジョークのような心配を耳にすることが少なくありません．しかし，そのような考えには何の根拠も，世界の事例もありません．将来を考え長い目でみた場合，むし歯予防は市民と歯科医師の両者に恩恵をもたらすと考えるほうが妥当です．歯の寿命を延ばし国民の残存歯数を増やすことは，生涯歯科保健の全体からみると，歯科医療サー

ビスの多様性を高め，歯科サービスのニーズを高めることにもつながっています．both win の認識は，歯科医師がむし歯予防を積極的にリードする姿勢をもつうえで重要なことであると思われます．

　健全歯数を増加させることは，バランスのとれた食生活，楽しい会話，仕事に快適に取り組めるなど，生活の質の向上につながることは容易に納得できるところです．また，口腔内感染症が心疾患や糖尿病と関連性のあることが疫学データで確かめられるようになってきました．それら健康づくりの利益に加え，社会的に与えるインパクトについて検討した報告があります．日本の自立している 80 歳高齢者を対象にし，健全歯数と医療費との関係を分析した疫学調査報告があります．図 3-6 に示すように，健全歯数が多いほど，一人平均総医療費が低い値を示し，健全歯数ゼロの群に比べ，15 歯以上の健全歯をもっている群は医療費が約 1/2 となっています．この傾向は女性も同様でした．むし歯の予防は全身の健康増進と医療費の減少にも寄与する可能

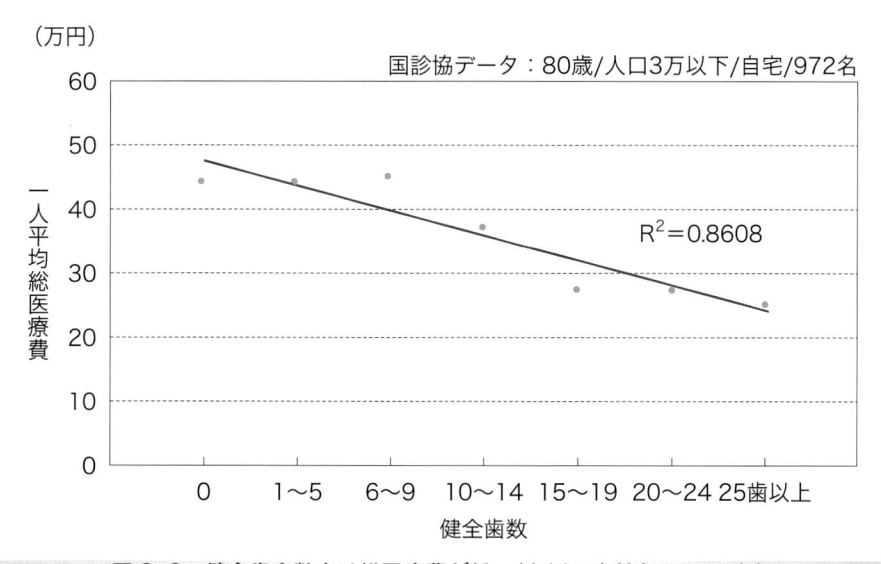

図 3-6　健全歯多数者は総医療費が低い(有川，小林ら，2003 年)

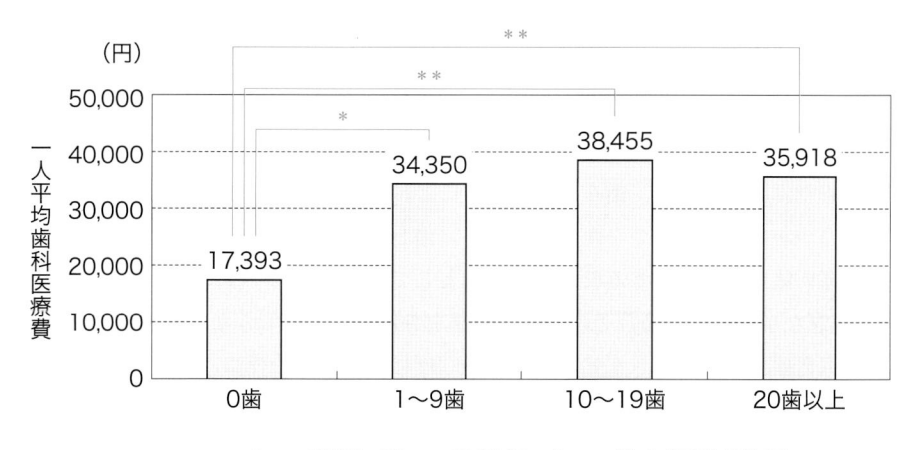

図 3-7　残存歯群別にみた一人平均歯科医療費(男性)(有川，2005 年)

*：p＜0.05　**：p＜0.01(Bonferroni法の多重比較検定)

性が示されています．

　一方，高齢になっても残存歯を保有することは歯科医療の治療要求を増加させる傾向にあることを示した報告があります．この報告（図3-7）では，72歳高齢者を調査対象とした分析を行い，無歯顎者は有歯顎者に比べ歯科医療費が約半分と低く，残存歯10～19歯群が最も高い歯科医療費となっていました．静岡県内74市町村を対象とした地域相関研究からも，65歳以上高齢者における一人平均現在歯数（残存歯数）の多い市町村は一人当たり歯科医療費の高いことが確認されています（渡辺ら，2005年）．

　むし歯を予防することは歯の寿命を延長させ，国民にとっては健康を増進することになります．一方，歯科医師にとっては倫理観をまっとうさせ，社会的な信頼を得ることになります．さらに，前述の情報を基に考えると，歯科サービスの多様化に対応して歯科医療関係者はいっそう重要な役割を担うことにつながると考えられます．国民には健康を，歯科医師には社会からの信頼を，そのように両者がともに利益を得ること（both win）のできる医療制度の構築がむし歯予防の成果とともに可能になるものと考えられます．

F　むし歯予防を公衆衛生の場で進める意義は「上流へ向かえ going upstream」にあり

　Dr. John Wittrock は次の短い物語を示して，むし歯予防を公衆衛生の場で進める大切さを説いています．

　「1つの場面を思い描いてください．あるとき，歯科医師が川べりを散歩していたら，赤ちゃんが川に流されてきました．歯科医師はただちに川に飛び込み，その赤ちゃんを助けました．ところが，息をつく間もなく，別の赤ちゃんが川に流されてくるではありませんか．これはまた大変と彼が2番目の赤ちゃんを助けようとしているとき，橋の上でその様子を見ていた別の人が彼に声をかけました．"これは大変だ，何かお手伝いすることはありませんか？"．そこで歯科医師は答えました．"ありがたい．ぜひ手伝って下さい．まず何よりも，川の上流に行って何が起こっているのか見てきて下さい．誰が赤ちゃんを川に投げ込んでいるのか調べて欲しい"と訴えました．赤ちゃんが川に流されてくるのを待っていて，それから助けるのでは本当の問題解決になりません．それが最善のことではないのです．歯科保健の問題も，上流に向かうという取り組み方が必要です」．

　むし歯や歯周病になり，歯を失うということは川で溺れている赤ちゃんのように取り返しのつかないことにつながるからです．歯を失って，歯の大切さを痛感して，その結果高い健康観に到達することができたとしても，そのようなプロセスでは手遅れです．残念ながら多くの場合そのような体験をさけることはできない現実があります．しかし例えば，命の大切さを知るために，一度は愛する人の死に立ち会わなければならないとか，平和の尊さを知るために一度は人に銃を向けてみようと考えるような悲惨な道筋を，われわれは初めから目指すことはできません．根本的解決のためには，川の上流に向かう（going upstream）のような選択が必要なのです．

新しい世紀の健康づくりは，治療（キュア）から予防・養生（ケア）を重視した対策によるべきものとされています．ケアを基盤とする対策を行うためには，歯科医院で患者さんを待っているばかりでは根本的な，効果的な対策を行うことはできません．歯科医師も歯科衛生士も重要な方針転換が必要です．ふだんの仕事としても，歯科医院の外に出かけなければなりません．歯科医院の外とは，歯科保健における上流とはどこでしょうか？　例えば，学校，家庭，地域，職場があります．ではそこで，誰と協力して，何をすればいいのでしょうか？　それらが公衆歯科衛生の課題ということになります．

G　ヘルスプロモーション：社会的支援活動（解決のプロセス）

地域を単位とした健康づくりにおいて，まず必要な力は知識であり，健康に対する価値観を高めることであり，そして，活動の意欲となる動機づけ（モチベーション）です．それらの力を強化するために学習活動，教育活動が行われます．ここで活動の主体は住民個人であり，個人のライフスタイルを健康的にすることが目標となります．

一方，学習活動，教育活動だけでは実質的な予防効果に結びつかないとも考えられています．健康を目指す個人の行動は，もっと複雑な，個人を取り巻く環境，集団生活における影響によって規定されるところが大きいからです．そこで，1986（昭和61）年，WHOは学習活動や教育活動を発展させ，環境や社会の組織活動を含めた包括的な概念であるヘルスプロモーションの必要性を提唱し，「オタワ憲章」として発表しました．WHOの示しているヘルスプロモーションとは，人々が健康増進を目指す問題解決のプロセスであり，それぞれの特定地域に対応した社会的支援活動の内容と手順といえます．

「オタワ憲章」のなかで，ヘルスプロモーション活動を活性化させるための3つの基本要素として，次のことがあげられています．

① 唱道 advocate：住民の意識向上には専門家が先頭に立って唱道すること．
② 能力付与 enable：すべての人々が自らの潜在能力を発揮できるようにすること．
③ 調整 mediate：保健部門だけでなく，政府，自治体，産業，そして，メディア活動との協調を調整すること．

これらは，住民による健康づくりを目指すことが基本にあります．そして，そのために専門家は何をするのか，どのような責任があるかも問われています．

また，活動の5分野として，次のことが示されています．

① 政府による健康施策づくり．
② 健康を支援する環境づくり．
③ 地域活動の活性化．
④ 個人の健康生活実践能力の付与．
⑤ 保健資源活用の方向転換．

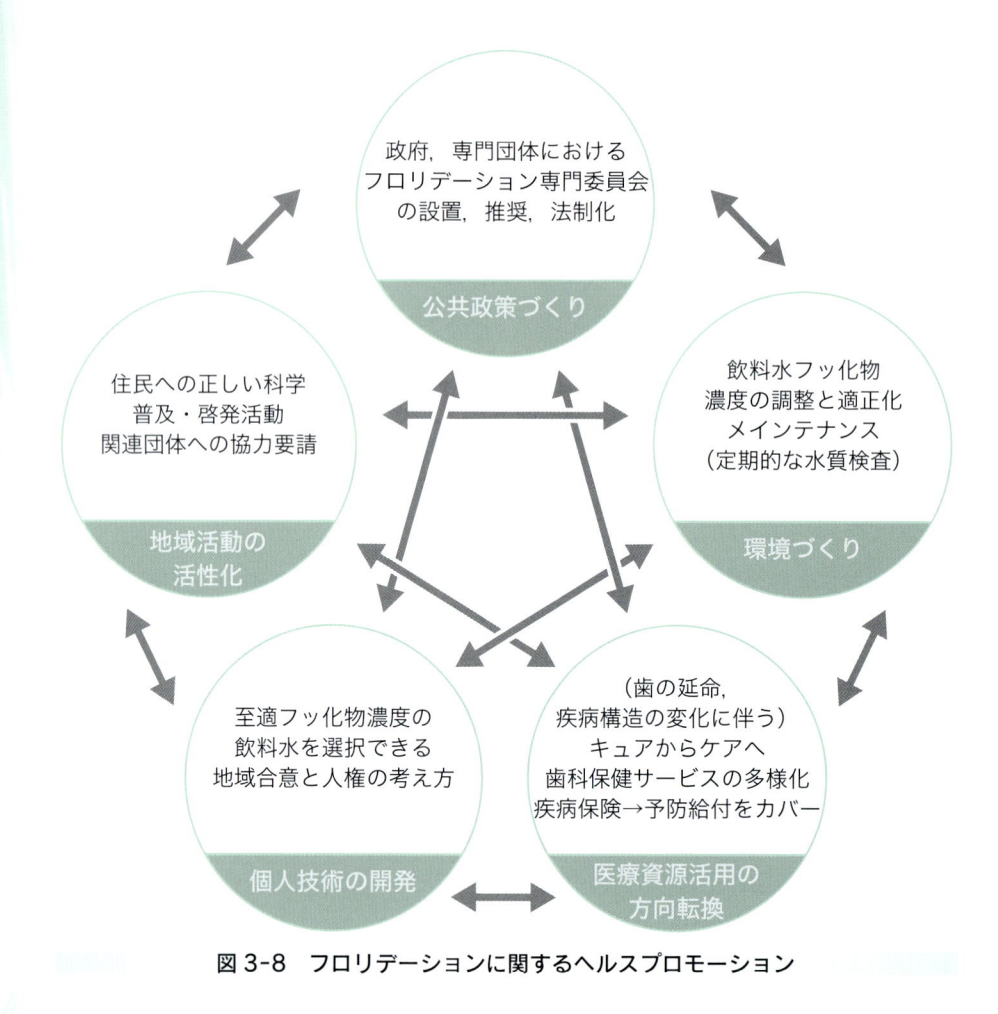

図 3-8　フロリデーションに関するヘルスプロモーション

(図中)
- 政府，専門団体におけるフロリデーション専門委員会の設置，推奨，法制化 —— 公共政策づくり
- 飲料水フッ化物濃度の調整と適正化メインテナンス（定期的な水質検査）—— 環境づくり
- （歯の延命，疾病構造の変化に伴う）キュアからケアへ　歯科保健サービスの多様化　疾病保険→予防給付をカバー —— 医療資源活用の方向転換
- 至適フッ化物濃度の飲料水を選択できる地域合意と人権の考え方 —— 個人技術の開発
- 住民への正しい科学普及・啓発活動　関連団体への協力要請 —— 地域活動の活性化

　そして，1つの健康問題に取り組むうえでもこれらの活動分野は密接な関連性が要求されます．歯科保健におけるヘルスプロモーションの代表例であり，わが国では今なお将来に持ち越された重要課題であるフロリデーションについて，それら5つの活動分野の具体例をみてみましょう(**図 3-8**)．

1　政府による健康政策づくり

　この分野は主に政府の責任によるものですが，専門機関からの学術支援も含むものと考えます．わが国における近年の歩みとして，1999(平成11)年，日本歯科医学会は「フッ化物応用についての総合的な見解」を公表し，フロリデーションが優れた公衆衛生手段であること，そして，フッ化物利用の前提となる専門家の合意形成を進める必要のあることが提案されました．2000(平成12)年，厚生省はフロリデーションについて市町村からの要請があった場合，技術支援をすることを表明しました．日本歯科医師会は厚生省の見解を支持し，フロリデーションの有効性・安全性を認め，実施にあたっては，地域歯科医会，関連専門団体，地域住民の合意形成が重要であるとの見解を示しました．日本歯科医師会は「フッ化物応用に関する見解」を発表しました．

さらに，2002(平成14)年，日本口腔衛生学会は，1972(昭和47)年，1982(昭和57)年，1984(昭和59)年についで，2002(平成14)年，改めて「今後のわが国における望ましいフッ化物応用への学術支援」の声明文を公表しました．これら近年の活動は，政府の健康政策にフロリデーションを位置づけるうえで貴重な力を与えています．今後，これらの政府や専門機関の示す健康政策は市町村レベルで作成する健康づくりプランに大きなインパクトを与えることになるでしょう．

2 健康を支援する環境づくり

フロリデーションに不可欠な地域の上水道を整備します．水道法で定められた水質基準をクリアし，安全で美味しい飲料水を提供します．そのうえで，フロリデーションの基準に従って，水道水中のフッ化物濃度を適正に調整管理すること，定期的な水質検査を行い，確かなメインテナンスを行うことが当分野の課題です．

3 地域活動の活性化

住民へ正しい知識の普及・啓発活動を行う分野です．フロリデーションとは何か，フッ素/フッ化物とは何か，フッ化物によってなぜむし歯が予防できるのか，フッ化物による再石灰化とはどのような現象か，私たちはなぜフッ化物が必要か，フロリデーションによる特別な味や臭いの変化はないことなどを知ってもらうことです．また，責任団体(厚生労働省)にフロリデーションに関する専門委員会設置などの行政措置を求める活動があります．現在，日本では「NPO法人日本むし歯予防フッ素推進会議」[1977(昭和52)年6月，「フツ全協」として発足]が中心となって，全国レベルの活動が展開されています．

主な活動内容として次のことがあげられます．
① 国民各層へのPRおよびキャンペーンを行う．
② 目的推進のために全国各地での研修会，研究会の開催．
③ 関連団体との協力．

そして，全国各地では，地元歯科医師会が中心となって，地域の特性に合ったレベルで活動が進められています．一例として群馬県の下仁田町では，町長が立案した「健康しもにた21計画」の中で「8020推進委員会(専門部会)」が設立されました．そこで，日本口腔衛生学会，富岡甘楽歯科医師会からの学術支援を得て，"下仁田町でのフロリデーション実施のために，より多くの住民から支持が得られるように啓発活動をしていくことが大切である"，との提言がまとめられています．厚生労働省科学研究班からの学術支援も得られ，まずは住民にフロリデーションとは何かを知ってもらうため，町保健センターにおいてフロリデーション装置を稼動させたモデルプログラムが進行中です．町民の学習活動を進め，町議会に働きかけ，町行政の政策決定に積極的にかかわっていくことになるでしょう．

4 個人の健康生活実践能力の付与

公共政策として示されたフロリデーションの推奨は，地域住民の支持を得て初めて現実のものとなります．日本では，市町村議会での決定が地域の合意となります．そして，議会は住民の支持によるものですから，住民一人ひとりがフロリデーションを有益なものとして選択できなければなりません．フロリデーションは正しい科学に基づいていることを知り，住民が安心して自ら積極的に受け入れることの意志決定がこの分野の課題です．なお，地域の合意を得る際に重要な課題として，「一人ひとりの人権を守ることは，いつでも個人の自由を許すことと同義ではない．地域単位の意思決定にあたり，すべての住民が選択の権利を平等に与えられること，それこそが人権を守ることである」，というコンセプトが形成されなければなりません．このコンセプトの形成は，公衆衛生活動で最もむずかしい課題と思われますが，根気よく，長い目で，計画的に進めることが必要です．

さらに，フロリデーションが実現したあとでも，個人の賢明な行動が伴わなければなりません．すなわち，フッ化物濃度の低いボトル飲料水よりもフロリデーション水を用いるようにしなければ，フロリデーションによる最大の恩恵を得ることができません．なお，アメリカ・ワシントンDCの例のように，上水道とともに地域で市販されているボトル飲料水も一緒にフッ化物濃度調整を行うことが最良の方法です．

5 保健資源活用の方向転換

フロリデーションが普及すれば，将来，歯科疾患の有病率が減少し，歯の寿命が延長し，口腔内がより健康な方向にシフトしていくと予想されます．そこでは，新たな疾病構造に対応した医療制度や保険制度の変革が連動して行われなければなりません．治療優先の歯科医療は予防サービスと健康を求める歯科医療に変革していく必要があります．例えば，予防もカバーされる保険制度や，「出高払い」から「人頭払い」制度への変革などが考えられます．そのような方向性の舵取りがこの分野の課題です．

H 公衆衛生を進める力

Adelaide大学（オーストラリア）のSpencer教授は，フロリデーションを実現するための力として，疫学データ epidemiological data と政策的智恵 political wisdom の2つをあげています．

1 疫学データ

今日，医療における証拠に基づいた方針（EBM：evidence based medicine）が重要であ

る，との考えが盛んにとりあげられるようになってきました．個人のひらめきであっても実際やってみると予測に反することはよくあることです．また，昔からの言い伝えや長いあいだの慣習であっても，有益なこともありますが，無益であったりまたは有害なことさえもあります．

　公衆衛生の施策を決定しようとするとき，可能性だけを論じていてもまったく意味をもちません．有益な場合と無益または有害な場合と，どちらの可能性も事例は必ず存在します．例えば，タバコを吸って90年生きて天寿をまっとうする人もいれば，タバコを吸わないのに40歳で肺がんのために死ぬ人もいます．しかし，結論として重要なことは，たくさんの人々の調査データから，タバコが肺がんの発生リスク，確率を高めるという事実です．「可能性」に対して，確率をもとにした概念として「蓋然性（がいぜんせい）」という言葉があります．可能性を広く検討したうえで，最終判断にあたっては蓋然性を優先する，これがEBMの考え方です．

　また，ある1つの調査から健康によいことがみつかったとします．しかし，人々はすぐにその方策を取り入れることにはなりません．今得られた科学的な証拠というものが，集団を構成している人々のさまざまな生活条件にも適合しているか，また，将来の行方にも問題をはらむことはないかなど，いろいろと心配がつきまとうからです．よい面と悪い面，両方が混在することがあるからです．

　そこで，調査は複数で，できるだけ広い検討が必要となります．ある薬剤を使ってむし歯の原因菌を駆逐できたという話題がテレビで紹介されたとします．その実験結果は数十人の大人たちが数年間にわたって参加したものであったとしましょう．しかし，むし歯になりやすい子どもではどうか，または一定期間後，口腔内の別の常在菌が変異を起こすかも知れないなどいろいろと検討しなければなりません．このように，マスコミが取り上げたからといってそのまま政策決定につなげることは早計です．

　この点に関し，がんの疫学を専門としている東北大学医学系大学院の坪野吉孝氏は，健康・栄養情報の信頼性を評価するための手続きとして次の6段階を提案しています．

表3-3　健康・栄養情報の信頼性評価のステップ

1段階：具体的な研究に基づいているか
2段階：ヒトの研究であるか
3段階：学会発表か，論文報告か
4段階：定評ある医学専門雑誌であるか
5段階：研究方法は，無作為割付臨床試験か追跡調査研究か
6段階：複数の研究で支持されているか

　すなわち，後段の段階まで進めばそれだけ信頼の程度が高いと考えられます．この意味で，フッ化物応用のデータは有効性，安全性の両面から非常に高いレベルで蓄積されてきているといえます．自然環境のなかで行われてきた，生命の進化とつながっている長いあいだの天然実験，また，人の調整によって模倣された適正濃度の確認実験，それら2つの面から数限りない調査データが提出されてきました．その結果，

WHOを含む150を超える多数の医学・保健の専門機関が結論したフッ化物応用の推奨は，きわめて信頼性の高いものと考えられます．

2　政策的智恵

　疫学的調査から事実は有益であったと科学的に認められたとしても，異なる価値観をもつ多数の集団のなかで，そのことが容易に実現応用されるとは限りません．誰もが望んでいるような世界の平和，戦争のない世界の目標があっても，まだ実現していない現実があります．多くの人々は思いやりをもって話し合い，時に規則や法律をつくって，目指す人類の目標を実現するため，根気よく努力と工夫をしていますが，人権の無視や，不公平などもいたるところにはびこっています．多数の意志を1つにまとめるために，議会があり，行政があり，住民は議員を選び，社会生活を営んでいます．フロリデーションの実現のためには，社会活動や政治活動と無縁でいることはできません．最終段階では政策的な智恵が鍵を握るといえましょう．

　公衆衛生活動における疫学データと政策的智恵，これら2つの力を合わせることの重要性をみてきました．このことをもう少し平たい言葉で表現すると，次の3つに集約できるように思われます．すなわち，「子どもの健康を守る人々の情熱」と「科学的に正しい知識」，そして，「信頼と協力を背景とした社会的支援活動」です．これらを「公衆衛生3つの力」とよぶことにしたいと思います．

表3-4　公衆衛生活動における3つの力

1　子どもの健康を守る人々の情熱
2　科学的に正しい知識
3　信頼と協力を背景とした社会的支援活動

Chapter 4

フッ化物の応用と
ひろめかた

あなたは，かかわりをもつ園・学校，地域に，フッ化物応用を含むむし歯予防活動を取り入れたいと考えたことはありませんか．
むし歯予防を推進するための3つの力として，
①子どもの健康を守る人々の情熱
②科学的に正しい知識
③信頼と協力を背景とした社会的支援活動，をあげることができます．
「やってみたい！」が第一歩です．
ご執筆いただいた方が，偶然，歯科医師に限られてしまいましたが，情熱をもって，正しい知識の提供を行い，関係機関との連携をとりながら進めてこられた方々の経験談は参考にしていただけるものと思います．

スクールベースのフッ化物洗口はこうして進めましょう

新潟大学医歯学総合病院口腔保健科　佐久間汐子

　むし歯は，シンプルな方法で確実に予防できます．そのシンプルな方法を地域社会に応用するとき，リーダーには情熱，企画力，行動力，そして，連絡調整能力が求められるようです．新たなことに対する世の人々の躊躇はつきものです．知識が不足しているせいかもしれません．正しい知識を提供し続けなければなりません．また，一人ではマンパワーに限界があります．関係者や関係機関と連携することによって，より多くの人々の信頼が得られやすくなるでしょう．地域においてむし歯予防を進めてこられ，成果に結びつけられた先生方から改めて教えていただきました．次に，先生方のお立場に基づき，お話を簡単にまとめさせていただきました．

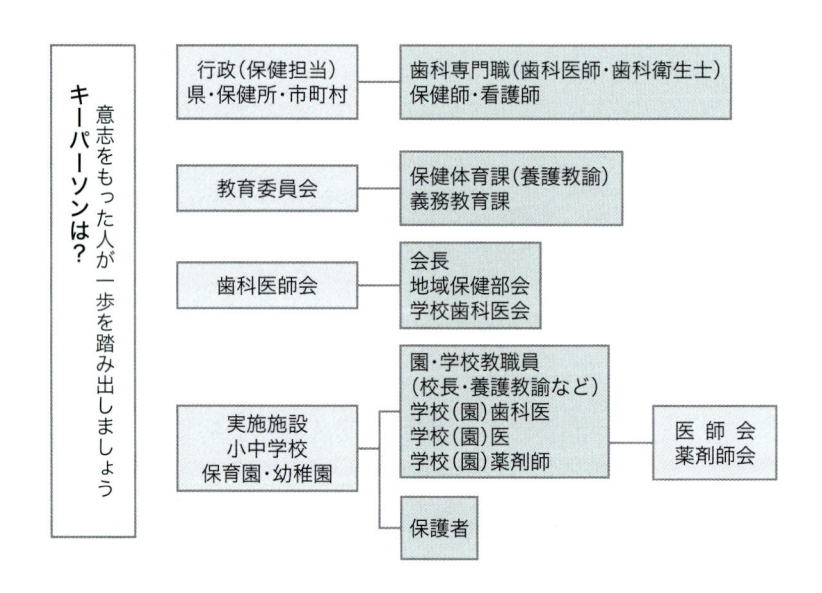

キーパーソンは？　意志をもった人が一歩を踏み出しましょう

- 行政（保健担当）県・保健所・市町村 ─ 歯科専門職（歯科医師・歯科衛生士）／保健師・看護師
- 教育委員会 ─ 保健体育課（養護教諭）／義務教育課
- 歯科医師会 ─ 会長／地域保健部会／学校歯科医会
- 実施施設　小中学校　保育園・幼稚園 ─ 園・学校教職員（校長・養護教諭など）／学校（園）歯科医／学校（園）医／学校（園）薬剤師 ─ 医師会　薬剤師会／保護者

■ 県行政に携わっている歯科医師のすすめかた

　佐賀県，滋賀県，愛知県は，いずれも歯科保健施策にフッ化物洗口の推進を盛り込んでいます．実施主体あるいは責任の所在が明確にされている，ということです．なかでも，佐賀県，愛知県は，近年フッ化物洗口実施施設が急増しています．両県ともに，県教育委員会，県歯科医師会との連携を密に，正しい情報提供のシステムを整え推進されています．佐賀県では，歯科衛生士が雇用され，派遣された市町村の歯科保健担当者に対する専門的技術指導に携わっています．それがフッ化物応用に対する担当者の理解向上につながりました．また愛知県では，保健所が推進協議会を招集し，関係機関の合意に基づいて進められていますが，関係機関の理解向上に保健所（支所）の歯科衛生士が県の歯科医師と協同して活動しています．地道な情報提供が重要ですが，そのための人材育成に両県とも努力されています．また，マスメディアを利用した PR には，常に県・県歯科医師会・県教育委員会の連名で行ってい

ることも実施現場を安心させるでしょう．また，3県ともに小学校でのフッ化物洗口の実施に際し，フッ化物歯面塗布の実施経験(成果)，保育園，幼稚園でのフッ化物洗口の経験が，フッ化物に対する理解を深め，小学校の実施に寄与したと述べています．

小学校でのフッ化物洗口実施までの経過
(佐賀県の例を参考に作図)

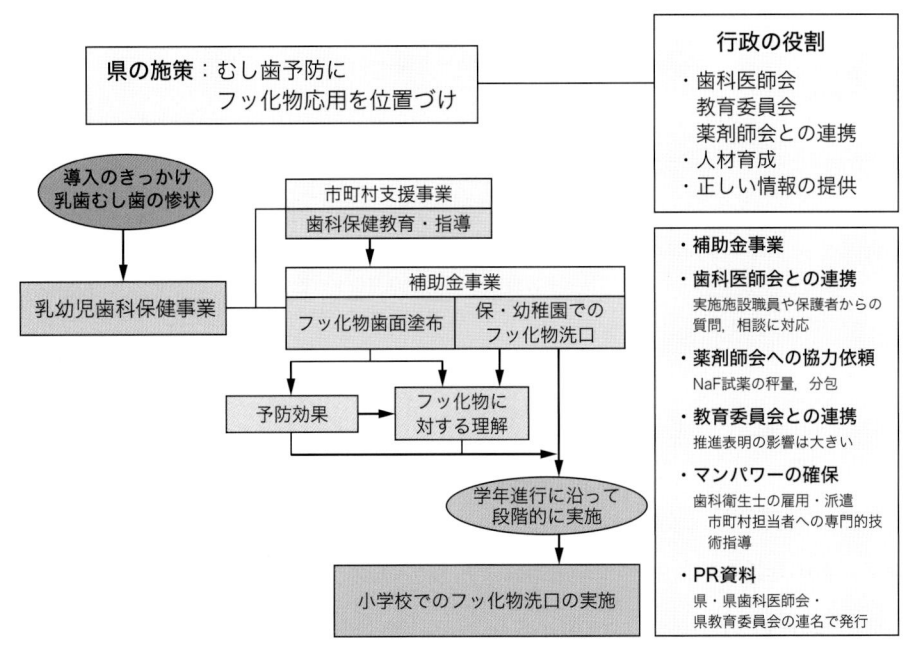

県の施策：むし歯予防にフッ化物応用を位置づけ

行政の役割
- 歯科医師会
  教育委員会
  薬剤師会との連携
- 人材育成
- 正しい情報の提供

導入のきっかけ　乳歯むし歯の惨状

乳幼児歯科保健事業

市町村支援事業　歯科保健教育・指導

補助金事業：フッ化物歯面塗布／保・幼稚園でのフッ化物洗口

予防効果　→　フッ化物に対する理解

学年進行に沿って段階的に実施

小学校でのフッ化物洗口の実施

- **補助金事業**
- **歯科医師会との連携**
  実施施設職員や保護者からの質問，相談に対応
- **薬剤師会への協力依頼**
  NaF試薬の秤量，分包
- **教育委員会との連携**
  推進表明の影響は大きい
- **マンパワーの確保**
  歯科衛生士の雇用・派遣
  市町村担当者への専門的技術指導
- **PR資料**
  県・県歯科医師会・県教育委員会の連名で発行

■公立歯科診療所(愛媛県伊予市)の歯科医師のすすめかた

　県歯科医師会の学会でフッ化物洗口の報告を聞かれた先生は，有効性を確信されると，直接，町長，教育長，保健担当課長，学校関係者の啓発活動に奔走され，町内全施設実施にこぎつけられました．その後，当該町を管轄する保健所長の理解を得て，保健所主催の会議を開催し，管内全地域の実施に至りました．さらに，保健所長の県健康推進課長への転任，県議会議員の理解，県行政の歯科医師の推進など人脈に恵まれ，県歯科医師会の全面協力のもと，8020推進特別事業を利用して県下に拡大しつつあるといいます．教職員組合の支援が得られたこと，反対運動がまったくなかったことは特筆すべきでありましょう．

■個人診療所の歯科医師のすすめかた

　地域で診療所を開業するかたわらで，公衆衛生活動を進めて来られた先生方の報告からは，熱意と努力で先例を築き，その経験を地元の歯科医師会や有志に紹介し，賛意をえて，歯科医師会活動，あるいはさまざまな職種の人々からなる組織活動へ発展させた経過を知ることができます．そして，会の活動として講演会を企画し情報提供を行い，行政，教育委員会に働きかけ，医師会，薬剤師会，保健師，歯科衛生士など関係者の協力を得ながら進められています．一方，行政，歯科医師会，薬剤師会，医師会の推進・協力，および保護者の理解が得られていても，学校現場の理解が得られない地域もあります．そのような地域では，保育園・幼稚園での実施を効果的に継続するために，家庭で実施するフッ化物洗口に市町村が予算をつけています．このような地域では，個人的な応用でむずかしい「継続性」を，いかに

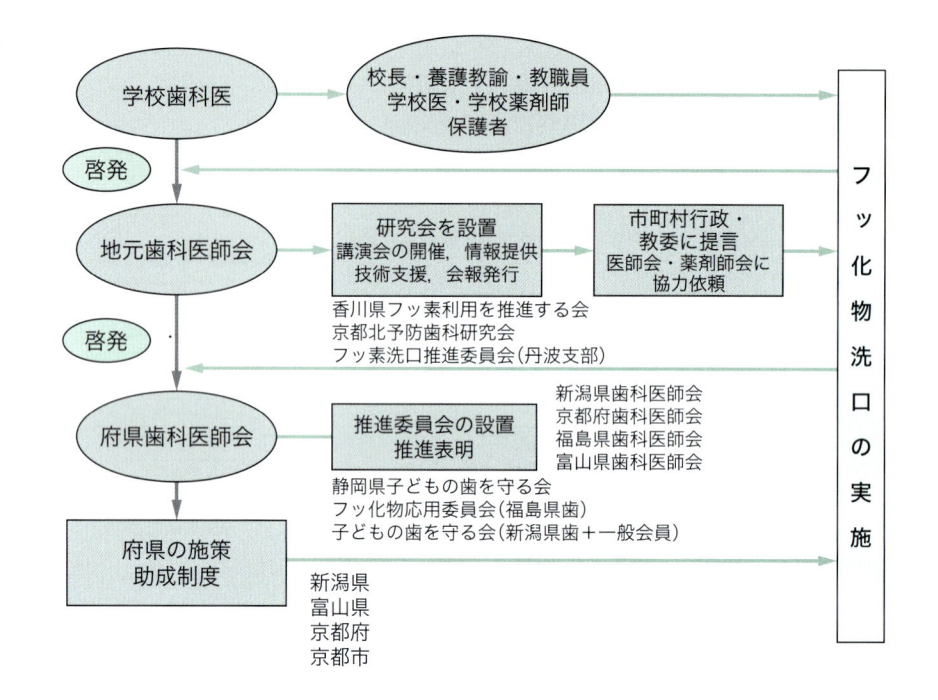

```
学校歯科医 ──→ 校長・養護教諭・教職員
                学校医・学校薬剤師        ─────────→ ┐
                保護者                                  │
    │ 啓発  ←──────────────────────────────────────    │
    ↓                                                   │
地元歯科医師会 ──→ 研究会を設置          市町村行政・      │
                  講演会の開催，情報提供  教委に提言      │
                  技術支援，会報発行    医師会・薬剤師会に │
                                       協力依頼          │
                  香川県フッ素利用を推進する会           フ
                  京都北予防歯科研究会                   ッ
                  フッ素洗口推進委員会(丹波支部)         化
    │ 啓発  ←──────────────────────────────────────    物
    ↓                                                   洗
府県歯科医師会 ──→ 推進委員会の設置   新潟県歯科医師会   口
                   推進表明          京都府歯科医師会   の
                                     福島県歯科医師会   実
                                     富山県歯科医師会   施
                  静岡県子どもの歯を守る会              │
                  フッ化物応用委員会(福島県歯)          │
                  子どもの歯を守る会(新潟県歯＋一般会員) │
    ↓                                                   │
府県の施策                                              │
助成制度        新潟県                                  │
               富山県                                   │
               京都府         ─────────────────────→   ┘
               京都市
```

支援するかが課題になります．

■反対派の活動への対応

　反対派の活動への対応は，大なり小なりほとんどの先生が経験されています．その結果，「正しい情報の提供」の重要性を声高に訴えておられます．少数意見であっても誤情報に保護者は惑わされます．したがって，講演会を開催し，啓発用小冊子を作成して根気強く対応されています．加えて，会の主催や冊子の発行者が「県(市)，県(市)歯科医師会，県(市)教育委員会」であれば，説得力が高いため，その連携に尽力されています．また，先駆的にフッ化物応用を実施した地域では，反対論一つひとつについて大学やフッ化物応用推進支援団体のサポートを得ながら，解説資料をそろえ，議会答弁書の作成にかかわった歯科医師会や組織団体もあります．反対論の多くは約30年前と変わっていません．情報の整理も進んでいます．予防活動に取り組んでいる方々のネットワークも緊密です．あなたが，むし歯予防活動を実践されて，もし，反対派の活動に出会ったとしたら，身近な実施地域の歯科医師(会)，行政，あるいは推進団体，大学に問い合わせてはいかがでしょう．対応策のヒントが得られると思います．反対派の活動には「個人的に対応しない」が原則です．

佐賀県でのフッ化物洗口に取り組んで

佐賀県杵藤保健所副所長　岩瀬達雄

●私と公衆衛生活動との出会い●
学生時代，夢と希望に満ちた予防歯科に魅力を感じ，卒業後，予防歯科学講座に就職した．

　佐賀県では，2004(平成16)年3月末時点で，306施設，24,558人がフッ化物洗口を行っている．1997(平成9)年の7施設からみると大きな前進である．

　この背景としては，全国的には1997(平成9)年の地域保健法の施行，1999(平成11)年のフッ化物応用についての日本歯科医学会の見解，2000(平成12)年の「健康日本21」で歯の健康が重要領域とされたこと，2003(平成15)年に厚生労働省から「フッ化物洗口ガイドライン」が出されるなど，フッ化物利用についての大きな動きが重なったことがあげられる．

　県においては，3歳児のむし歯が多かったため，むし歯対策への市町村の理解が得られやすかったことや，県歯科医師会の全面的な協力が得られたことも大きかったが，1999年から取り組んだ乳幼児歯科保健緊急対策事業が直接の契機になったと考えている．

■乳幼児歯科保健緊急対策事業(1999〜2001年度)

　佐賀県では，3歳児のむし歯数が1991(平成3)年から長年全国ワースト1を続けていたことから，その返上を目指してむし歯対策に重点的に取り組んできた．特に，1995(平成7)年にスタートした佐賀県歯科保健推進協議会と4つの専門部会では，再三議論を重ねた結果，本県のむし歯対策の主要な課題として，市町村における人的資源の不足とフッ化物応用の遅れが指摘された．それらの意見を踏まえ，むし歯対策の切り札として乳幼児歯科保健緊急対策事業を開始した．事業は2本立てとなっている．その事業内容と経過について次に紹介する．

○市町村歯科保健支援事業

　市町村には歯科技術専門職の配置がまったくないことから，歯科衛生士を市町村に派遣して専門的・技術的指導を行うことを目的とした．

　事業は，県歯科衛生士会にすべて委託して実施した．派遣される歯科衛生士は，会で面接などにより選考された8人が，それぞれ決められた保健所に配置された．市町村への指導の内容は多岐にわたるが，このなかでフッ化物の応用についても市町村歯科保健担当者に広く普及できたことは，次に示す事業を進めるうえできわめて効果的であった．

○市町村乳幼児むし歯予防事業

　市町村が実施するフッ化物塗布事業，保育所・幼稚園でのフッ化物洗口事業，歯みがき等普及啓発事業に対し，費用の2/3を補助するものである．1年目は，6月補正予算後の年度途中から始めたこともあり，市町村で補正予算を取っていただくことは非常に厳しい状況であったものの，ほぼ目標どおりの取り組み状況となった．

　このことは，それまでのフッ化物応用に関する研修会や広報活動に加えて，補助金という制度によって県のむし歯予防に対する姿勢を明確にした結果だと考えている．

　また，フッ化物洗口を進めるにあたっては歯科医師だけでなく，県医師会報で保育所・幼稚園の嘱託医に周知するとともに，施設職員や保護者から嘱託医にフッ化物の安全性などに

ついて相談があった場合には適切な対応をお願いした．

さらに，フッ化物洗口にはフッ化ナトリウム試薬を用いるため，その秤量・分包については県学校薬剤師会にお願いした．

2年目になると，いよいよ勢いが増してきて，フッ化物塗布事業が35市町村で年間415回の開設，フッ化物洗口事業が181施設と目標を大きく上回った．これらの盛り上がりは，県議会でのフッ化物洗口の推進，小学校への拡大という一般質問に結びつき，ほぼ1年6か月の議論がなされた．その結果，平成13年6月議会では，県教育長が「幼稚園等でフッ化物洗口を経験した児童が既に小学校に入学している状況も踏まえ，（中略）市町村教育委員会に積極的に働きかけるほか，また，学校や保護者等関係者の理解を深め，学校でのフッ化物洗口が実施できるよう努める」と答弁し，県教育委員会の立場を明確にした．

2002（平成14）年からはフッ化物洗口の補助対象を，これまでの保育所・幼稚園に加えて小学校まで拡大した，むし歯半減対策事業として現在に至っている．

■小学校でのフッ化物洗口の取り組み

図に，1999年から2004年までの小学校におけるフッ化物洗口実施施設数の推移を示した．順調に増加した要因としては，補助金に加えて県教育委員会が推進を表明したことが最も大きいと考えられるが，その他にもいくつかの要因があった．

小学校におけるフッ化物洗口の実施状況推移

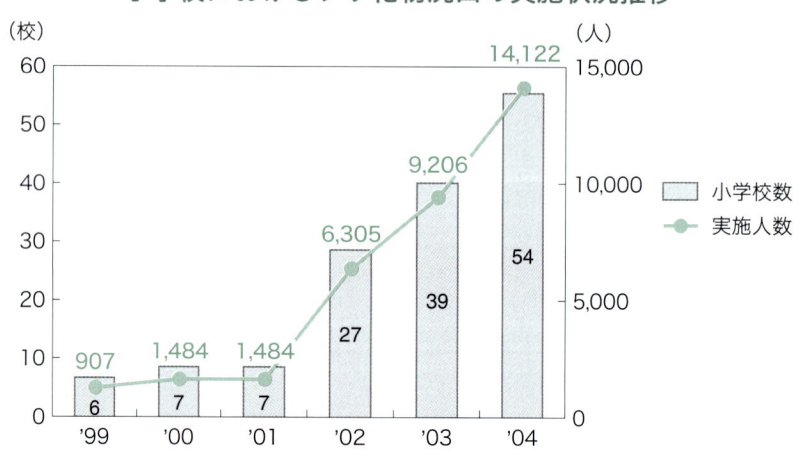

年	小学校数（校）	実施人数（人）
'99	6	907
'00	7	1,484
'01	7	1,484
'02	27	6,305
'03	39	9,206
'04	54	14,122

○地道な普及啓発

むし歯予防の必要性，フッ化物の効果や安全性についての知識や理解がなければ，いくら補助金があっても利用されないことから，普及啓発に努めた．特に，実施施設が増えるにつれてフッ化物洗口反対の動きが活発化したが，行政は正しい情報を県民に提供するという立場を貫き，関係者の理解を求めた．

また，テレビスポットや新聞などのマスメディアでのPRに際しては，常に，佐賀県・佐賀県教育委員会・佐賀県歯科医師会の三者連名で行った．

○フッ化物塗布事業等の実施

乳幼児歯科保健緊急対策事業において，市町村でのフッ化物塗布事業が盛んになり，住民や市町村担当者のフッ化物に対する知識や理解が広がった．また，保育所・幼稚園の70％の施設でフッ化物洗口が実施され保護者の理解が深まるとともに，小学3年生までの洗口経験

者が増えた．

○地域保健の一環としての取り組み

　フッ化物洗口は，永久歯のむし歯予防対策としておおよそ4歳から14歳まで継続して実施する必要があることや，3歳児でむし歯の多い市町村は，永久歯に生え替わってもむし歯が多いままであることのデータをもとに，むし歯を学校だけの問題ではなく地域保健の問題と位置づけた．また，「むし歯は，歯みがきだけじゃダメ！」を合い言葉に，フッ化物を利用した公衆衛生的手段の必要性を訴えた．

　したがって，保育所，幼稚園，さらには小学校まで，一貫した保健サイドの補助金事業として市町村を支援した．

■フッ化物応用を進めるにあたって

　それぞれの地域の実情に応じた工夫が必要であることはいうまでもない．しかしながら，歯科医師会など関係団体との連携，人材育成および正しい情報の提供は地域に関係なく不可欠であり，これこそが行政の役割だと思う．

　佐賀県のむし歯予防対策は，一応の環境が整ったと考えている．今後は，これらの事業が定着するように市町村を支援していくことにしている．

滋賀県におけるフッ化物洗口の事例

滋賀県大津健康福祉センター健康福祉推進課課長　井下英二

●私と公衆衛生活動との出会い●

県職員として歯科保健対策を担当しているものが歯科保健推進のために公衆衛生活動に取り組むのは当然のことであるが，職員であるがゆえに，特に，その成果が問われることになる．

滋賀県では，1988（昭和63）年からフッ化物洗口を実施している町や，2004（平成16）年度になってようやく実施できるようになった町など，自治体によってフッ化物洗口の取り組み状況はさまざまである．さらに，実施に至った経緯，キーパーソンもさまざまである．ここでは，特徴的な自治体の事例を簡単に紹介する．

■町立診療所の歯科医師を中心に
町民運動によってフッ化物洗口が実現したR町の事例

① R町は，幼児，児童・生徒にむし歯の多いことが県の歯科保健関係資料集より指摘されており（1995年小学6年生のDMFT，県：2.77，R町：3.77），むし歯予防の必要性が学校保健委員会の場で共通理解されていた．
② 1996（平成8）年に，「むし歯予防にフッ化物を応用しては」という意見がある一方で，「フッ化物も大切であるが，その他の予防方法（食生活指導，ブラッシング指導）を教育・啓発する必要があるのでは」との意見があった．
③ 町立の国保歯科診療所の歯科医師を中心に，歯科保健の啓発を積極的に展開した．
　・科学的根拠に基づいたむし歯予防方法について啓発した．
　・むし歯を生活習慣病としてとらえ，町民運動として食生活の改善に取り組んだ．
　・食生活の改善を根本的療法，フッ化物の応用を補助的療法，ブラッシングを対処的療法（姑息的療法）として位置づけて，それぞれの予防方法を普及啓発した．
④ 1998（平成10）年の学校保健委員会でフッ化物洗口を再度提案．

小学校6年生DMFT指数の推移

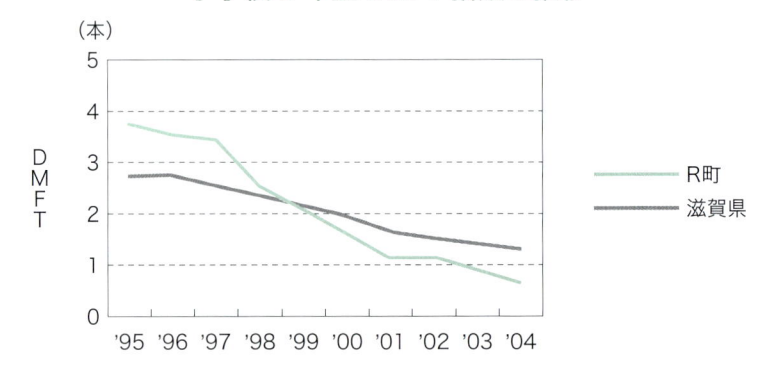

フッ化物洗口の勉強会開催（講師：県行政歯科医師）．
⑤ 1999（平成11）年の学校保健委員会で，フッ化物洗口提案（反対者ゼロ）．
フッ化物洗口検討委員会の設置．町議会説明，承認．先進地視察．保護者説明会．
⑥ 2000（平成12）年4月，フッ化物洗口マニュアル作成．9月より開始で合意．
⑦ 2000年9月から，クラスごとに歯科衛生士・養護教諭・担任教諭立ち会いのもと，対象児に水道水で練習後，順次実施．
⑧ 生活習慣の改善およびフッ化物洗口経験群である2004（平成16）年，小学5年生のDMFTは0.32である．これまでの推移から，その子どもたちが小学6年生になる2005（平成17）年にはDMFTは0.4前後と推測されている．1995（平成7）年の小学6年生の子どもたちのDMFTが3.77であったことから，子どもたちのむし歯数は約1/10に減少したことになる．

■その他の事例

○歯科医師会主導でフッ化物洗口が実現したM市の事例

M市では，従来，一部の保育所において嘱託歯科医師指導のもとフッ化物洗口が実施されていたが，その歯科医師が歯科医師会の幹部に就任したこと，M市が常勤の歯科衛生士を雇用したことを契機に，1996（平成8）年より市内全保育所，幼稚園においてフッ化物洗口が実施されるに至った．その後，その子どもたちの進学，進級に伴って小学校において順次実施された．

○保健所主導でフッ化物洗口が実現したN町の事例

N町では，保育所，小学校が1988（昭和63）年から，1989（平成1）年には中学校でフッ化物洗口が実施されている．当時は，県行政に歯科医師は配置されていなかったが，保健所主導のもと，新潟大学，新潟県行政歯科医師の支援を受けたことで実現に至っている．1996（平成8）年に，町立診療所の医師が，フッ化物応用の安全性について疑問を呈したことから，町長，保健関係者，教育長，学校関係者，保健所，県行政歯科医師，診療所医師などによる検討会が開かれ，効果と安全性について再確認がなされ，現在に至っている．

小学校6年生DMFT指数の推移

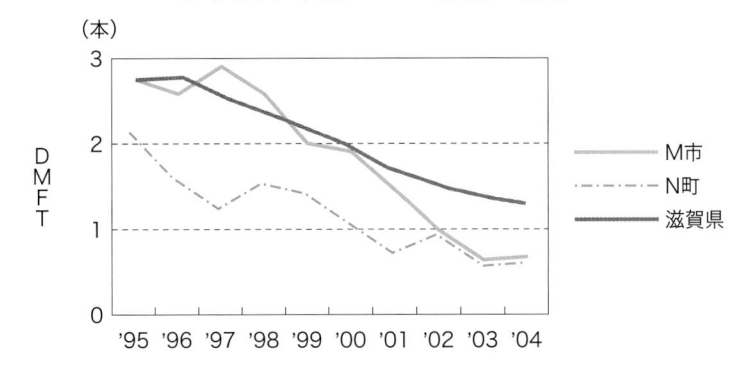

愛知県行政としてのフッ化物洗口

愛知県健康福祉部健康対策課総括専門員　井後純子

●私と公衆衛生活動との出会い●

県から派遣された国立公衆衛生院(当時)で，専門課程を1年間研修した．そこで，全国各地から派遣された多くの公衆衛生医師に出会い，多くの意見交換をするなかで，公衆衛生活動とは何かを学ぶことができ，何をすればいいのかを見定めることができた．歯科医師として，公衆衛生活動はこうあるべきだ！　と納得できる回答を自分の中で整理することができた．「歯科医師だけでは，何もできない！」

　愛知県では，2000(平成12)年度から，集団によるフッ化物洗口を推奨する事業を展開している．これは，フッ化物洗口を実施してみようかな？　と施設が考えることができるような情報を提供したり，実施希望があった場合は，実施に向けての基盤整備を県が旗振り役となって進めようというものである．本事業開始時，2施設で実施されるにすぎなかったが，2004(平成16)年度末には418施設で実施されるに至った．ここでは，この事業展開の内容を詳細に紹介する．

■愛知県でフッ化物洗口が急増した背景

　愛知県では，2001(平成13)年3月に「健康日本21あいち計画」を策定し，「すべての県民が生涯を通じて健康でいきいきとすごす活力ある長寿あいち」の実現を目指すこととした．このなかで，健康づくりの基本的考え方として3つの柱「生涯を通じた健康づくりの推進」「生活習慣の見直し」「みんなで支える健康づくりの推進」を示し，健康づくりの目標設定では，「歯の健康」を大項目の一つとして位置づけ，健康指標4項目，行動指標8項目，環境指標2項目，計14項目の具体的目標値を掲げている．フッ化物洗口については，環境指標として「フッ化物洗口を実施する小学校数を増加させる」を掲げ，2010(平成22)年には200校を目指すことにした．

　この計画の推進は，県の施策として，県が設置する保健所に加えて，県内の政令指定都市，中核市に通知され，関係機関との連携のもとに小学校でのフッ化物洗口の基盤整備を行うことになった．また，行政施策の一つとして展開されたので，保健所が招集するフッ化物洗口推進のための会議のなかで，市町村教育委員会の合意を得ながら進めたことが特徴的である．もちろん，学校歯科医師からの申し出により実施することになった小学校もあったが，その場合も，地元教育委員会の合意のもとに実施できるよう調整をした．さらに，地元歯科医師会に理解を求めることがステップとしてあるが，全保健所・支所に配置された歯科衛生士が兼務歯科医師と協同し，円滑に行うことができた．

■一貫した歯科保健行政の過程

　このような進め方が可能となった背景には，従来から県が乳歯むし歯対策をフッ化物の応用により推進してきた経過がある．1996(平成8)年以前は保健所が中心となって，1997(平成9)年以降は市町村が中心となって，フッ化物歯面塗布による乳歯むし歯予防事業を積極的に展開してきた．その結果，3歳児歯科健康診査時点のむし歯経験者率24.79％，1人平均むし歯数0.97歯(2002年度)であり，どちらも全国2位となっている．さらに，フッ化物洗口を

推進する以前に，幼稚園・保育所(園)におけるむし歯予防対策，特に，第一大臼歯のむし歯予防に対する知識の普及啓発が行われていたことも関係者の理解が得られやすかった要因と考えられる．「1992年からの10年間で，乳歯のむし歯は半減した．次は，第一大臼歯のむし歯予防から始まる永久歯むし歯対策が重要課題である．『8020』達成を目指す一番の近道は，まず，第一大臼歯のむし歯予防である．科学的根拠も明確であるフッ化物洗口をむし歯予防のために展開する必要がある」と，多くの関係者が共通理解を示した結果が，短期間の実施校の増加につながっているようだ．さらに，保健所主催の研修会を繰り返し開催し，学校関係者のみならず，保護者に理解を求める場の設定を多くもつことにした．この研修会では，フッ化物を身近に感じることができる体験型の研修内容をたくさん取り入れ開催した．併せて，従来から保健指導されている内容(食べ物や歯みがきなど)を組み込み，フッ化物洗口を通じて，子どもたち自らが行動変容を起こすことができるような働きかけに努めた．

■今後，愛知県が目指す方向

このように，歯科保健行政の立場から教育委員会や歯科医師会，薬剤師会などに理解を求める姿勢で展開したため，環境整備もしやすかったのではないだろうか．保健所職員がいつでもフッ化物洗口についての疑問質問に応えられるような体制を継続しており，さらに，フッ化物洗口の効果を子どもたちはもちろん教職員を始めとした学校関係者に対し確認しながら進めるための支援体制を整えている．市町村によっては，第一大臼歯萌出時期を考慮して幼稚園・保育所(園)からフッ化物洗口を開始したり，モデル的に1～2校で実施し，むし歯抑制の効果を確認後，全校で実施することとしたり，市町村健康増進計画にフッ化物洗口にかかわる記述をしたうえで，計画的に拡大実施しているところもある．

現時点で，フッ化物洗口を実施している施設単位でむし歯抑制効果を確認すると，その効果が明確になっていないところもあるため，保健所の支援体制のなかで問題点を明らかにし，よりよい成果が得られるよう各施設に対して援助しているところである．

幼児・学童へのフッ化物洗口は，歯周病対策ネットワーク構築とともに，プライマリーヘルスケアの一つとして位置づけ，住民が生涯を通じて「歯の健康」を意識できるよう，将来的にも行政の立場から環境整備を行っていくことにしている．

2010年には，「健康日本21」や「健康日本21あいち計画」に目標値として掲げられている12歳児のDMFTが全国一少ない県になるよう，むし歯ゼロを目指している．

市町村別フッ化物洗口実施率 (2005年3月31日現在)

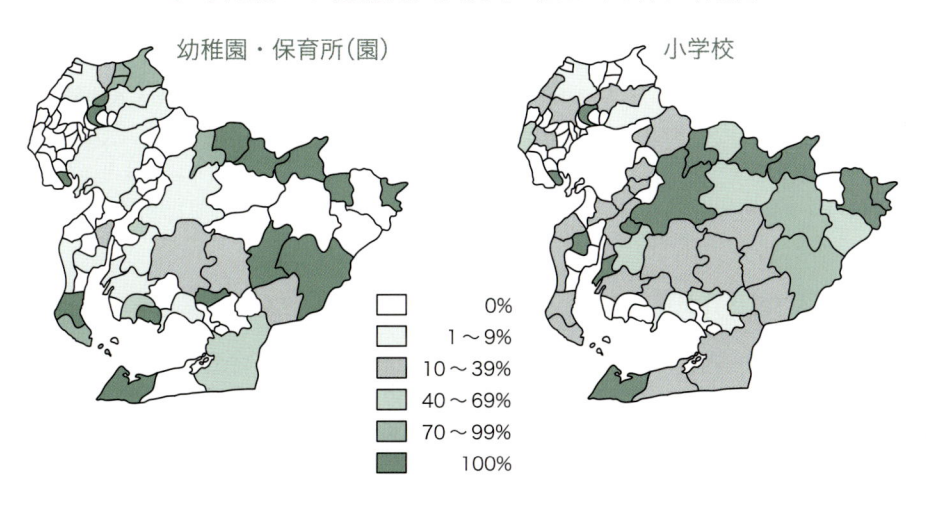

幼稚園・保育所(園)　　　小学校

0%
1～9%
10～39%
40～69%
70～99%
100%

愛媛県伊予地区および愛媛県における
スクールベースのフッ化物洗口のひろがり

愛媛県伊予市国保中山歯科診療所・伊予市歯科保健センター　高橋德昭

● 私と公衆衛生活動との出会い ●

私が勤務する歯科診療所は，国民健康保険直営診療施設（国保直診）であり，国保直診の理念が「地域包括ケア」である．地域包括ケアとは，治療（医療）のみならず，保健・福祉・（介護）サービスのすべてを包含するもので，地域の住民を主軸にした全人的ケアを示す．当初からこの考え方が基本となっているため，歯科においても治療はもとより，予防にも力を注ぐことになった．

■中山町の取り組み

1986（昭和61）年，中山町国保歯科診療所（現伊予市国保中山歯科診療所）の初代所長として就任したころは，園児，小中学生の口の中はむし歯の洪水で，毎日治療処置に悪戦苦闘していた．翌年から保育園でむし歯予防教室を始めたが，小中学校は当時DMFTなどのデータもなく，また，学校歯科医師でなかったため発言力もなく，予防にも手がつけられない状態であった．

就任5年目の1990（平成2）年，愛媛県歯科医師会会員の学会で，県内の歯科医師による地元の幼稚園，小学校でのフッ化物洗口の顕著なむし歯予防効果報告を拝聴した．これを機に，町長，教育長をはじめ，保健福祉課長，保育園長，校長，養護教諭，PTA会長に，その効果と中山町全施設への導入依頼を力説してまわった．町幹部には，予防対治療によるコスト・ベネフィットを，学校教職員には，簡便性と安全性を，保護者には，安全性と永久歯の寿命延長を力説した．

1991（平成3）年，前述の先進地域へ視察団を送り込み，町内全施設へ導入方向で合意した．議会議員，保護者と一般教諭，保母に対しては，全町PTA連絡協議会に合わせて福岡歯科大学の助教授に講演していただき，アンケート調査の結果，導入の賛同を得た（反対意見はなかった）．同年10月から，町の歯科保健事業として，保育園・幼稚園，小中学校全施設でスクールベースのフッ化物洗口が開始された．このとき，日本むし歯予防フッ素推進会議（現NPO法人日F会議）と福岡予防歯科研究会（現NPO法人Well-Being）にバックアップをしていただいたことが心強かった．

また，この年から学校歯科医師となり，歯科健診とデータ収集が可能となった．1992（平成4）年の12歳児DMFTは4.77本，DMF者率は91％であった．フッ化物洗口導入6年後には，12歳児DMFTは1.20本，DMF者率は50％と激減した．

1991（平成3）年から中山町の子どもたちは，幼児健診時のフッ化物塗布に始まり，園，小中学校のフッ化物洗口を通じて15年間，フッ化物によるむし歯予防の恩恵を受けることになった．

■伊予地区へのひろがり

1992（平成4）年，伊予保健所長との会談で，伊予歯科医師会として伊予地区（1市4町1村）へのフッ化物洗口普及推進を確約した．歯科医師会に，住民へのむし歯予防の啓発とフッ化物洗口の普及推進を目的とした口腔保健委員会を設置し，週1回の会合と勉強会を重ねて歯科医師会会員の意思統一を図った．

愛媛県フッ化物洗口実施施設数および実施人数

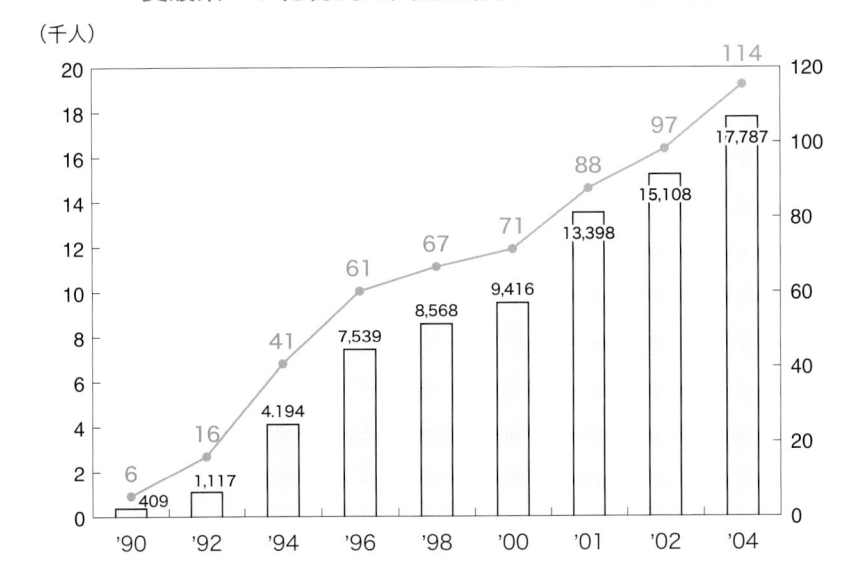

年	実施人数	施設数
'90	409	6
'92	1,117	16
'94	4,194	41
'96	7,539	61
'98	8,568	67
'00	9,416	71
'01	13,398	88
'02	15,108	97
'04	17,787	114

愛媛県フッ化物洗口実施地区

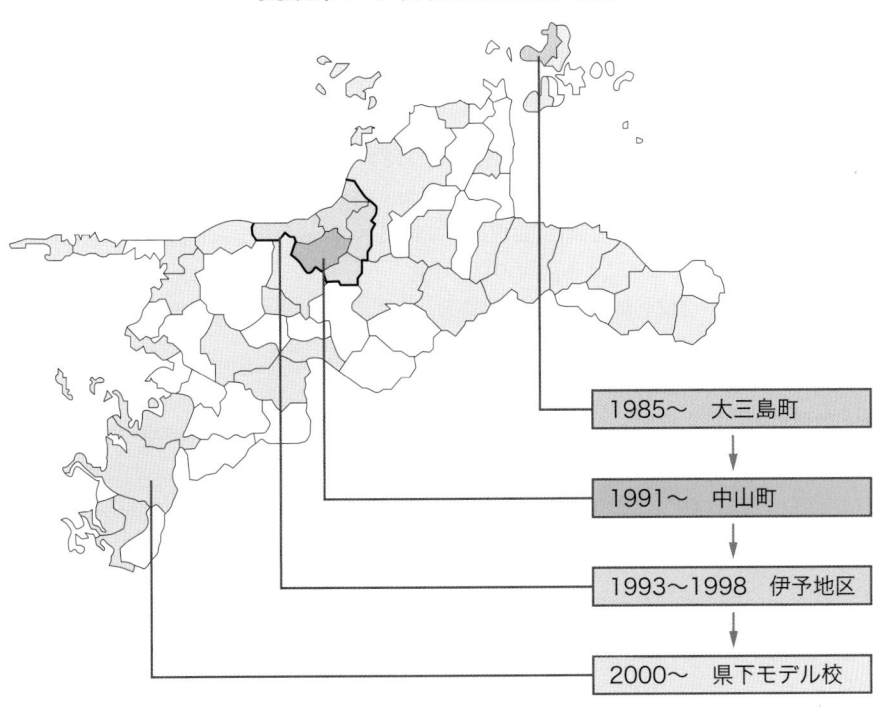

1985〜　大三島町
↓
1991〜　中山町
↓
1993〜1998　伊予地区
↓
2000〜　県下モデル校

　同年，伊予保健所が主催し，伊予地区保健対策協議会の地域保健医療対策事業として，伊予市へのフッ化物洗口推進スタッフ会議が招集された．会議上，医師会代表から歯科健診データのばらつきを指摘されたのをきっかけに，歯科医師会内で学校歯科健診における健診基準統一のための研修会を実施した．以後年1回，4月末に学校歯科医師を対象に実施を継続している．初期のころは重症診断傾向でばらつきが多かったが，回を重ねるごとに適正診断ができるようになり一致率が向上した．

1993(平成5)年，伊予市の小学校で洗口が開始された．また広田村では，保健師の尽力により全施設で開始された．同年，歯科医師会理事が先進地の新潟県弥彦小学校を歯科健診時に視察し，予防効果を確信したことが推進の原動力となった．

　1994(平成6)年から1996(平成8)年にかけて，再び保健所が主催した保健所・保健サービス調整推進会議にて，未実施地区への普及推進が図られた結果，その他の地区でもほぼ全施設で開始された(伊予歯科医師会ホームページ　http://www.iyodental.jp/)．

■愛媛県内へのひろがり

　1990(平成2)年には県内6施設(409人)で実施されていたフッ化物洗口は，2004(平成16)年には114施設(17,787人)で実施されるようになる．1998(平成10)年ころまでは伊予地区を中心にひろがりをみせていたが，2000(平成12)年，フッ化物洗口モデル事業の開始により県下に拡大する．その経緯を次に示す．

　1998(平成10)年，県健康増進課課長(前伊予保健所長)の口利きで県議会議員と懇談し，県下にフッ化物洗口の普及推進をお願いした．県議は県議会上で，再三実施の意向を県に質問した．さらに，県の厚生省派遣医監(歯科医師)が推進を唱導した結果，2000(平成12)年，県歯科医師会の全面的協力のもとに，国の「8020運動」推進特別事業を利用して，県下10の小学校がフッ化物洗口モデル校となった．以後3年間で20校ずつモデル校が増加している．

　将来は，県下の全施設で実施できることを望むものである．

■伊予地区で普及に至った背景

　フッ化物洗口普及の成功の鍵は，各場面での理解と，情熱のあるキーパーソンの存在が必須である．次に，伊予地区で普及に至った背景を列挙する．

① フッ化物洗口推進のキーパーソンが活動した．
② 歯科医師会の支部長の若返り(会員選挙で選出された)と若手歯科医師(40歳前後)が予防に熱心であったことによる会員の意識変化．
③ 新潟県弥彦小学校を歯科健診時に視察し，2クラス80名の児童の口腔内を撮影しスライドで検討，予防効果を歯科医師会会員が確信した．
④ 当時の保健所所長の理解と決断．
⑤ 教職員組合による支援．
⑥ フッ化物洗口推進支援団体の強力なバックアップ．
⑦ 地域の特性と気風が推進の追い風となった．
⑧ 反対運動がまったくなかった．

沖縄・久米島における14年間の取り組み

沖縄県久米島町立具志川歯科医院　玉城民雄

●私と公衆衛生活動との出会い●

　私が福岡歯科大学を卒業したのは，1980(昭和55)年である．大学教育のなかで，カリオロジーはおろか，むし歯予防についてもまったく教育は受けていない．
　唯一国家試験の知識として，$Ca_{10}(PO_4)_6(OH)_2 \rightarrow Ca_{10}(PO_4)_6(F)_2$ という化学式だけである．歯科医師としての遺伝子のなかに予防というDNAは存在しなかった．久米島という離島での歯科医療も治療オンリーであった．
　この状況を変えさせたのは，島の養護教諭や保健師の方々の存在である．「学校保健委員会」の存在や「フッ化物洗口」という文言さえ知らなかった．島の歯科保健に携わる人々の熱意は，私を境先生の論文「フッ素洗口17年のあゆみ」と巡り合わせてくれた．このとき初めてむし歯が実際に予防できることを知った．目からウロコとはこのことである．

　久米島町の児童・生徒の口腔内の状況は，1980(昭和55)年に比べると大きく変化した．その健康度は沖縄ではトップクラスに入っている．
　1980(昭和55)年，旧具志川村に村立歯科診療所が設立，1982(昭和57)年，旧仲里村に同様の歯科診療所が開設された．当時の幼児・児童・生徒のむし歯の被患者率は，ほぼ100％に近く，一人当たりのむし歯の保有歯数が多く，さらに重症のむし歯が多いという特徴を示していた．当時の沖縄県の地方部や離島などでも同じ状況を示していた．
　1980年から1989年までの10年間，久米島町の歯科保健担当者は，ただ手をこまねいていたわけではなかった．機会があるごとにブラッシング指導，間食指導などの努力を重ねてきたが，なかなか成果は上がらなかった．
　1989年より，母子保健の取り組みとして，保護者の歯科保健への関心を高めるために「歯科教室」が行政によって開始された．特に，お母さん方に子どもの口の中をのぞいてもらい，関心をもってもらうというのが目的であった．毎月1回，1歳半〜3歳児の親子がリコールされ，染め出し，プラークのチェック，歯科衛生士によるブラッシング指導，お母さん自らによるブラッシング，そして，フッ化物塗布，歯科相談，育児・栄養相談，間食指導が行われた．
　学校歯科保健においては，久米島地区養護教諭研究会の先生方10名の要請で，年1回の学校歯科健診を，春と秋の年2回行うことになった．その理由は，処置率の向上と，むし歯の早期発見・早期治療を目的としたものであった．健診 →治療勧告 →治療を行っても健診スパンが1年間では，口腔内の改善には不十分ということであった．この，年2回の学校健診はそれなりの効果を示した．しかし，根本的な解決にはなり得なかった．早期発見，早期治療により当座の処置率は向上した．しかし，むし歯の発症を抑えることはできなかった．特に，6歳臼歯の萌出時期には個人差がみられ，早い子どもでは4歳児で萌出が認められた．早期に萌出した6歳臼歯のむし歯被患率は非常に高く，萌出中にむし歯になってしまうことも多かった．
　6歳臼歯は，咬み合わせの中心となる歯である．この歯がむし歯になることは，中心がずれることを意味する．当時，久米島の児童のほぼ100％が，6年生までに6歳臼歯をむし歯にしてしまっていた．歯科教室や，年2回の学校歯科健診，早期発見，早期治療の実施により，さらに，歯科保健関係者のあいだで予防の重要性への共通認識が高まってきた．

久米島高校生の DMFT

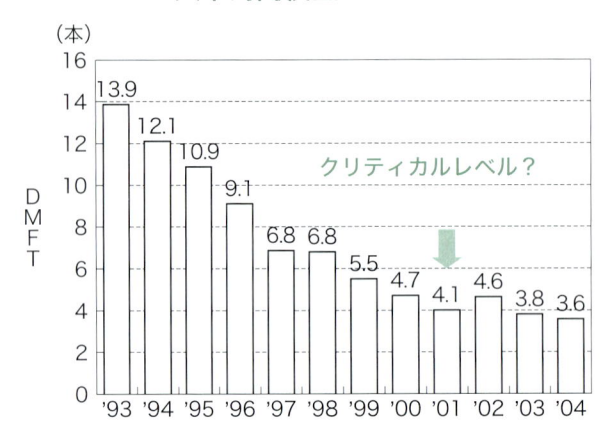

年	'93	'94	'95	'96	'97	'98	'99	'00	'01	'02	'03	'04
DMFT（本）	13.9	12.1	10.9	9.1	6.8	6.8	5.5	4.7	4.1	4.6	3.8	3.6

'01にクリティカルレベル？

フッ化物洗口による久米島町の児童・生徒のDMFTの減少（2004年）
―1989年との比較―

	小学校						中学校				高校	合計
	清水	大岳	久米島	仲里	美崎	比屋定	具志川	久米島	仲里	比屋定	久米島	
1989年（本）	1,518	404	734	860	690	291	2,769	840	2,282	418	5,693	16,499
2004年（本）	59	22	35	50	37	7	151	89	201	32	1,205	1,888
減少率（％）*	93	93	94	93	91	96	92	87	88	90	79	85

*1989年, 2004年の児童・生徒数の変化を補正した減少率

　旧仲里村と新潟県中里村は姉妹村で，児童・生徒の交流が冬と夏に行われていた．新潟県中里村では，1975（昭和50）年よりフッ化物洗口を取り入れた歯科保健活動が行われていた．中里村の児童・生徒の口腔内は，私たちの理想とするものであった．

　久米島でもフッ化物洗口の導入が検討された．PTA・学校・教育委員会・役場・議会・所轄保健所の同意を得て，1991（平成3）年から5年のあいだに保育所・幼稚園・小学校・中学校のフッ化物洗口プログラムが順次スタートしていった．その後，諸事情により中断を余儀なくされた小学校や保育所があったが，現在，順調に実施されている．このプログラムは，むし歯の減少，健全歯の増加と保持だけにとどまらず，歯肉炎，歯周病，口臭，歯列，咀嚼など，口腔全体の健康増進へロータリングしている．

　地域の歯科診療も，子ども中心の治療から，成人の歯周病の治療と予防，咬合の再構築へと変化してきている．1980年の歯科診療所開設当時と比べると，地域のデンタルIQは大きく向上している．

　沖縄県では，地域歯科保健・学校歯科保健のなかで，無料フッ化物塗布事業やフッ化物洗口プログラムを取り入れたのは久米島町が初めてであった．手探りのなか，紆余曲折の道のりであったが，むし歯半減からむし歯ゼロを目指し，健全な口腔機能を獲得する歯科保健活動は今も地道に行われている．

香川県でのフッ化物洗口を広めるために

香川県開業/長崎大学歯学部臨床教授　浪越建男

●私と公衆衛生活動との出会い●

　大学教育のなかで，フロリデーションを代表とするむし歯予防のためのフッ化物応用について学べたことが，歯科医師として仕事を続けるうえで大きな影響を与えている．日々さまざまな年齢層の口腔内をのぞき込む歯科医療の専門家であれば，むし歯予防のためには，わが国においても公衆衛生的施策が必要であることは容易に認識できる．

　フッ化物応用を取り巻く環境は大きく変化しているといわれている．しかし，実際に学校・幼稚園・保育所(園)においてフッ化物洗口の集団応用を採用しようとすると，歯科医師会，行政，教育関係者の姿勢によって，県あるいは地域間で大きな温度差があることがわかる．このような現状を踏まえ，今後の集団的フッ化物洗口を実施するための効果的な取り組み方，さらには，フッ化物洗口をより多くの園・学校に拡大していくための方策について整理してみた．

■学校・園でのフッ化物洗口を始めるために

○実施中の学校・園から情報を

　フッ化物洗口(集団応用)を実施し成果を収めている学校などでは，本法実施のために積極的に取り組んだキーパーソンというべき人(時には複数)が存在する．本来歯科保健医療の専門家としての知識を持ち合わせている歯科医師がその役割を担うべきであるが，行政や教育関係者，保護者がそうなることもある．

　これからフッ化物洗口の実施を検討する場合，県内や地域近隣の学校・幼稚園・保育所(園)での実施状況を確認することがまず第一歩といえる．そして，すでに実績が認められている学校(園)歯科医師，教育関係者，行政，保護者などから実施に至るまでの経過などを聞き，また，キーパーソンとなった方と積極的にコンタクトをとることは貴重な情報源となる．これにより，その地域における地元歯科医師会，行政，教育関係者の積極度などを知ることができ，さらには，推進要因と阻害要因をある程度予想することができる．そのうえで，いわば戦略的に計画を立てていくことがより効果的だと考えられる．

　例えば，地域に実施している学校などが存在し，さらには，地元歯科医師会や行政が先頭に立ちフッ化物洗口に取り組んでいることが明らかになれば，これらの協力をえることで，実施できる可能性は高くなるといえる．しかし，まわりに実施中の学校などが存在せず，歯科医師会，行政も推進する態度が認められない場合は条件的に不利といえる．このような際には，フッ化物利用に積極的に取り組んでいる団体(NPO法人日本むし歯予防フッ素推進会議など)に相談することから始めてみてはいかがであろうか．

■地域でフッ化物洗口を広めるために

○成果を地域に公表する

　地域においてさらにフッ化物洗口を広めるためには，すでに実施中の学校・園などの成果を，確実に地域の人々に公表していく必要がある．より身近に存在する成果ほど住民の注目を集めやすい．これは，今後本法を導入していこうとする学校などにとって大きな推進要因

になる．例えば，現在香川県仁尾町では1保育園，2幼稚園，2小学校，1中学校でフッ化物洗口が実施され，特に，仁尾町立仁尾小学校の成果（図）がマスコミなどを通じて紹介されたことにより，専門家はもちろん地域住民たちもフッ化物洗口の集団応用の効果と必要性を認識するようになったと思われる．

香川県仁尾町立仁尾小学校6年生のDMFTの推移

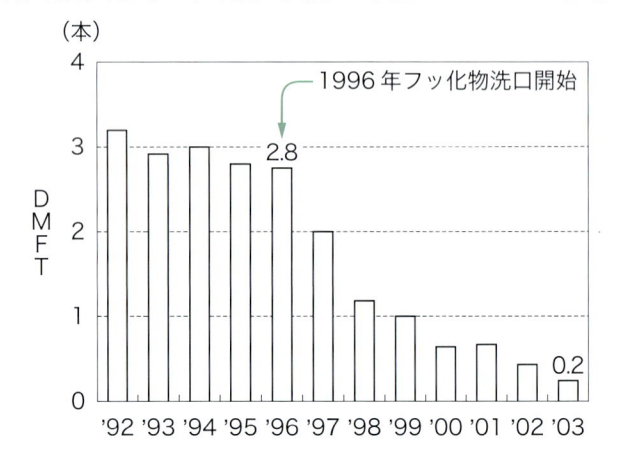

（本）
1996年フッ化物洗口開始
2.8
0.2
'92 '93 '94 '95 '96 '97 '98 '99 '00 '01 '02 '03

○実施を望む専門家は増えている

　フッ化物洗口を導入したいが，その具体的な方法がつかめないために踏み切れずにいるという専門家の声がある．その声に応えるような歯科医師会内の部会や行政職の歯科医師が存在する場合は十分な対応が可能であろう．しかしながら，いずれも存在しない場合は，すでにフッ化物洗口で実績をあげている歯科医師などが集まり手を差し伸べることで，問題を解決できる場合もある．例えば，そのような歯科医師を中心に2000年に発足した「香川県フッ素利用を推進する会」はその一例といえる．図に，2000年1月から2004年10月までに，同会の会員がフッ化物洗口（集団応用）に関しての相談や講演依頼をうけた学校・園の数と導入開始状況を表した．地域においてフッ化物洗口をより広めるためには，フッ化物の正しい情報を発信し，具体的な実施方法について相談できる組織や団体の存在が大きな役割をはたす可能性がある．

「香川県フッ素利用を推進する会」への相談・講演依頼35件の内訳とフッ化物洗口（集団応用）導入開始状況
―2000年1月～2004年10月―

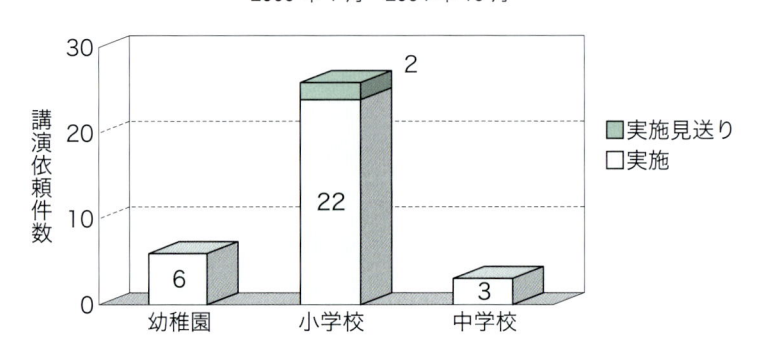

幼稚園 6／小学校 22、実施見送り 2／中学校 3

■実施見送り
□実施

■フッ化物に関する正しい情報を

　地域に踏み出してみるとフッ化物に関する正しい情報が十分浸透していないことは明らかである．例えば，前頁下図の濃い色で表した導入が見送りになった2小学校では1人のいわゆる"フッ化物反対派"の誤った情報に保護者たちが流され，フッ化物の効果と安全性に関して十分な理解が得られなかった．専門家はフッ化物に関する正しい情報を発信するとともに，フッ化物によるむし歯予防の大きな特徴は，公衆衛生的特性にあることを常に認識しておく必要がある．

NPO法人　日本むし歯予防フッ素推進会議（日F会議）

NPO法人日Fの目的
　むし歯予防のために必要なフッ化物応用による種々の公衆衛生活動を行う．

　NPO法人日Fは学習のみにとどまることなく，自治体や保健団体との協働作業のもとに，地域での具体的な実践活動に際して，その推進役となって作業をすすめて行きます．NPO法人の事業である「全国大会の開催」にあたっては，近年，県歯科医師会や県との共催で大会を開催しました．このように，地域の関係諸機関や団体とのつながりのなかで協力しあって大会を進めています．

全国大会の歴史

第1回　1977年　　　新潟市　主催：フッ素によるむし歯予防全国協議会（日Fの前身）

◆大会決議
1．フッ素によるむし歯予防の正しい理解を普及するため，広報啓蒙活動を行う．
2．水道水フッ素化及びフッ素洗口を推進すべく，国・厚生省に働きかける．
3．全国47都道府県にフッ素洗口を実施すべく，行政措置を求める．
4．運動推進のため，関係諸団体に協力を求める．

　　　　　1979年　　　　　「フッ素によるむし歯予防全国協議会」を解散
　　　　　　　　　　　　　「フッ素によるむし歯予防研究会」を発足
　　　　　1981年　9月　　日本むし歯予防フッ素推進会議（日F会議）」と改称
第6回　 1982年　9月　　長崎県長崎市　主催：日本むし歯予防フッ素推進会議（日F会議）
↓
第25回　2001年　　　　　長崎県長崎市
　　　　　2002年　10月　 NPO法人の認証を取得
第26回　2002年　11月　 東京
第27回　2003年　11月　 山梨県身延町
第28回　2004年　7月　　佐賀県唐津市
第29回　2005年　10月　 香川県高松市
　　　　　　　　　　　　　基調講演「フッ化物と健康」（日本大学松戸歯学部　小林清吾教授）
　　　　　　　　　　　　　シンポジウム「地域住民を主役とした健康づくりのために
　　　　　　　　　　　　　　　　―フッ化物の正しい情報を提供する―」
　　　　　（NPO日F事務局：田浦勝彦，木本一成，http://www8.ocn.ne.jp/~nichif/）

京都府におけるフッ化物洗口の広がり

京都府綾部市 歯科医師　小佐々順夫

●私と公衆衛生活動との出会い●

私にとって公衆衛生は，まず大学教育のなかで学び得たものである．教育カリキュラムのなかに盛り込まれたフッ化物洗口を含むフィールドワークの体験のなかから，将来自分がやるべき医療の姿を，おぼろげながら描いたことは確かであったといえる．

　京都府におけるフッ化物洗口は，2003（平成15）年時点で，121施設，19,600人に普及している．このことは，全国レベルにおいても，その普及率は高いといえる．
　京都府下で，フッ化物洗口が最も早く開始されたのは，1976（昭和51）年に遡る．当時を振り返り，今日に至る経緯をたどることにより，フッ化物洗口普及にかかわる要点を整理してみる．

■フッ化物洗口の開始（1976年）

　1975（昭和50）年，開業と同時に，上林地区の1保育園，1幼稚園，2小学校，1中学校の学校歯科医師を担当することになった．上林地区は，福井県境に隣接する僻地であり，ながらく無歯科医師地区であった．当時，子どもたちのむし歯罹患状況は悪く，重症化したむし歯，抜歯に至るむし歯も多かった．
　1976年，奥上林小学校の学校長，養護教諭に，子どもたちのむし歯の現状，むし歯予防の必要性と実効ある解決策としてフッ化物洗口を紹介し，その実施に向けての取り組みが始まった．学校長，養護教諭をはじめ，教職員は協力的であり，学校医，学校薬剤師の協力，PTAの理解も得られ，1976年9月，開始に至った．
　1979（昭和54）年にはもう1つの小学校で，1981（昭和56）年には中学校，保育園でも開始することになり，上林地区全域でフッ化物洗口が行われることになった．府下では最初の取り組みであったが，歯科僻地であったこと，小規模校であったことなどがスムーズな導入の要因であったと考えられる．図に同地区のむし歯予防効果を示す．
　なお，1980（昭和55）年，同地区に僻地歯科診療所が開設され，週1回の出張歯科診療にあたることになった．子どもの歯科治療を優先に行い，予防と治療により子どもたちの口腔環境は著しく改善された．

■「京都北予防歯科研究会」の発足（1989年）

　1988年（昭和63）年の，支部学校歯科医会の講演会「フッ化物応用とう蝕予防」（境教授，小林助教授，山下文夫氏）は，会員に大きなインパクトを与えることになった．翌年には，「京都北予防歯科研究会」が京都府北部の歯科医師有志約50名により発足した．同会は会則として「子どもの歯を守る為に公衆衛生的見地からむし歯予防対策を研究，実践することを目的とする．」とあげている．活動は，講演会の開催，会員への情報提供，フッ化物洗口実施への手助け，会報の発行などであった．
　歯科医師個人のレベルから歯科医師グループの公衆衛生活動としてフッ化物洗口は展開されるようになった．さらに活動は「第17回むし歯予防全国大会 '93京都」の開催につながる．

綾部市上林地区におけるむし歯予防効果

フッ化物洗口開始　1976年　奥上林小学校，奥上林幼稚園
　　　　　　　　　1979年　中上林小学校
　　　　　　　　　1981年　上林小学校

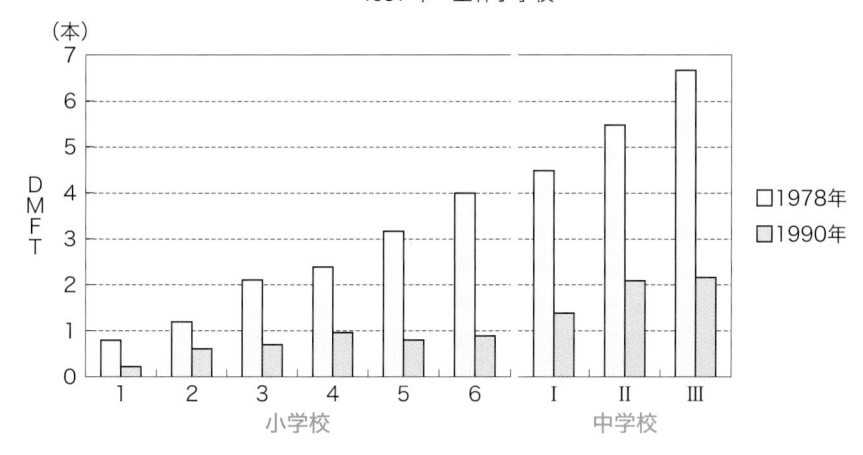

■「第17回むし歯予防全国大会 '93 京都」の開催

　この大会は京都府歯科医師会主管により開催され，大会のもつ意義は大きなものであった．大会以降，府歯科医師会においてフッ化物洗口は重点課題として取り組まれた．啓発パンフレットの作成・配布，講演会の開催，フッ化物洗口実施助成金制度(1993年)などの取り組みがなされた．さらに，府歯科医師会の働きかけもあり，1995(平成7)年より府の保健福祉事業としてフッ化物洗口に助成制度が開始されることになった．

■府下市・町におけるフッ化物洗口の広がり

　京都府，府歯科医師会のフッ化物洗口への取り組みにより，府下におけるフッ化物洗口は1993年以降飛躍的に普及する．八幡市，亀岡市，福知山市の3市，5町において全域的にフッ化物洗口が開始された．さらに，2004(平成16)年には京都市においてフッ化物洗口助成金制度も開始されるに至った．

■丹波支部歯科医師会の取り組み

　1997(平成9)年には，筆者の属する支部歯科医師会に「フッ化物洗口推進委員会」が設置された．フッ化物洗口を支部の事業と位置づけることにより，歯科医師会として行政にフッ化物洗口を提言する基盤ができた．一方，支部会員の研修，医師会・薬剤師会・養護教諭への協力依頼も進められた．2003(平成15)年までに，支部内1市3町において全域でフッ化物洗口が行われるようになった．

■結びに　個人 →グループ →歯科医師会 →行政

　今日に至るまでフッ化物洗口の歴史は30年に及ぶことになる．あまりにも沢山の時間がかかりすぎたようにも思える．しかし，初めは歯科医師個人の活動が，グループの活動となり，府歯科医師会の事業となり，それが府行政に反映されることになった．さらに，各支部事業として取り組まれ，市・町の行政に働きかけ，地域歯科保健事業として展開されるようになった．このような歴史経過からも，フッ化物洗口のような公衆衛生活動は，現場における歯科医師一人ひとりの熱意と努力が鍵となるが，それをしっかりサポートするのが歯科医師会で

あり，行政の施策と考えられる．

京都府下におけるフッ化物洗口の推移

		施設数	人　数
1976 年	綾部市上林地区フッ化物洗口開始	2	80
81 年	上林地区全域フッ化物洗口	5	250
82 年		8	410
85 年	丹波支部学校歯科にてフッ化物勉強会開始		
89 年	京都北予防歯科研究会設立	10	
90 年		12	890
92 年		15	990
93 年	京都府歯科医師会フッ化物洗口助成金制度開始		
	第 17 回むし歯予防全国大会 '93 京都開催	32	5,510
94 年		37	5,900
95 年	京都府フッ化物洗口助成金制度開始	52	7,080
96 年	亀岡市，八幡市，夜久野町全域，京都市 2 校フッ化物洗口開始	87	
97 年	丹波支部「フッ化物洗口推進委員会」設置	91	
98 年	福知山市フッ化物洗口助成金制度開始	96	13,780
99 年		108	14,550
2000 年	大江町全域フッ化物洗口開始	115	16,000
01 年		116	17,220
02 年		118	18,350
03 年	三和町全域フッ化物洗口開始	121	19,600
04 年	京都市フッ化物洗口助成金制度開始		

静岡県での活動を通じて

静岡県榛原町 歯科医師 榎田中外

●私と公衆衛生活動との出会い●

開業歯科医師は,来院患者の治療・予防管理だけでなく,地域全体の健康管理を考え,実践することも大事な仕事である.この考えは,学生時代に受けた予防歯科学の教育の影響が大である.当時予防歯科教室はフッ化物によるむし歯予防活動を地域で実践しており,しばしば地域現場で学生教育が行われ,そのなかであるべき開業歯科医師像とは何かを学んだ.

■静岡県におけるフッ化物洗口の歩み

○県内でのフッ化物洗口の始まり

静岡県でのフッ化物洗口は古く,1976(昭和51)年に小学校1校,1981(昭和56)年に2校で開始された.しかし,当時は予防に対する関心が低かったためと,一部の熱心な学校歯科医師の個人的活動であったため,他地域への広がりはほとんどみられなかった.

○「静岡県子どもの歯を守る会」設立

1987(昭和62)年,主にフッ化物応用の普及によって子どもたちのむし歯を減少させることを目的とした「静岡県子どもの歯を守る会」が歯科関係者によって設立された.この会は,フッ化物洗口に関心のある地域で毎年講演会を開催し,その実現に向けて側面的協力をしている.また,県行政の歯科関係者,県歯科医師会の地域保健部員が会の役員になっているため,活動を通じて互いに仲間意識が芽生え,その後の活動に好影響を与えている.

○4町での町ぐるみのフッ化物洗口

1985(昭和60)年ころ,県学校歯科医会作成の12歳児DMFTの県内マップが,地方新聞に掲載され話題をよんだ.このマップがきっかけになり,1989～1990(平成1～2)年にかけてDMFTの高い4町の幼・保育園,小・中学校でフッ化物洗口が始まった.図に見られるように,開始時に県平均より高かった4町の12歳児のDMFTは,2003(平成15)年には県平均より低くなり,明らかな成果を示している.

12歳児 DMFTの比較

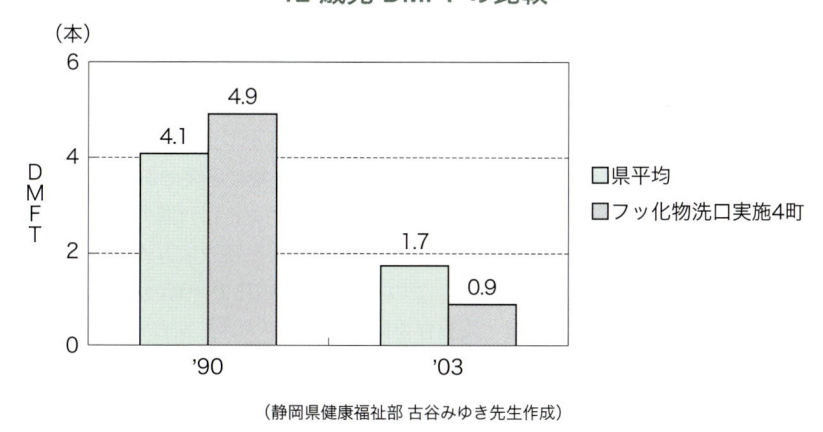

	'90	'03
県平均	4.1	1.7
フッ化物洗口実施4町	4.9	0.9

(静岡県健康福祉部 古谷みゆき先生作成)

○県行政の積極的な姿勢

　1992〜1996(平成4〜8)年にかけて県健康福祉部は,「フッ化物洗口普及事業」として研修会の開催を県歯科医師会に委託した．これを受け多くの郡市歯科医師会で,フッ化物洗口研修会が行われた．この事業により,歯科医師に対する情報提供が相当程度図られた．

　1994〜1995(平成6〜7)年,県内の2町で乳歯のむし歯予防事業として「フッ化物歯面塗布」(フッ化物ゲル歯ブラシ塗布法)が,県行政の働きかけのもとに始まった．1歳6か月児から,6か月ごとに4回塗布する方法で,実施地域では明らかな予防効果が認められた．以後,実施地域は増え,2003(平成15)年には73市町村中57の市町村で行われている．フッ化物歯面塗布実施地域では,フッ化物に対する住民の理解が得られやすく,その後の幼・保育園でのフッ化物洗口が比較的容易に行われる傾向にあった．フッ化物洗口未実施地域では,この方法は洗口導入の役目をはたすと思われる．

○県歯科医師会の姿勢

　2001(平成13)年に「フッ化物応用に関する静岡県歯科医師会の見解」が発表され,また,「フッ化物委員会」が会員への情報提供と,フッ化物応用推進を目的として結成された．専門団体である県歯科医師会のこのような積極的姿勢は,地域でのフッ化物洗口普及に少なからず影響している．

■現状,さまざまな試み,および将来の展望

○静岡県内のフッ化物洗口の現状

　フッ化物洗口実施人数は,2001(平成13)年の21,278人が,2003(平成15)年には30,663人へ,約9,000人の大幅な増加をみた．この理由は,2003年に厚生労働省より発表された「フッ化物洗口ガイドライン」によるところが大きい．

　2003年の施設別実施率は,保育所37.9％,小学校10.5％であり,小学校での実施率が低いという結果がでている．この理由は,学童のむし歯が減少傾向にあり,学校でのむし歯予防の必要性が以前ほど感じられなくなったこと,養護教諭の仕事量が以前より増え,むし歯予防にまで手が回らなくなったこと,教員のなかにフッ化物に不安をもっている人がいることなどがあげられる．

○学校での洗口実施のためのさまざまな試み

① 養護教諭の負担を軽減する対策として,市町村の保健担当が洗口液を作成し,学校へ配布する方式を採用している地域がある．

② 学校でのむし歯予防の必要性については,むし歯はまだまだ学校病のトップであること,甘味摂取制限などの従来の予防方法は,自分で健康管理ができない子どもには実行することがむずかしいこと,さらに,1人で多くのむし歯をもっている,いわゆるむし歯多発児がわずかだがいること,などの理由をあげ,フッ化物洗口が有効であることを強調しPRしている．

③ 不安をもっている教員には,研修会などでフッ化物に対する正しい情報提供を繰り返し行っている．新しく赴任した教員には,研修会の実施が特に必要である．

④ 全校一斉実施に比べると,実施しやすい方式として,すでに保育園で洗口を経験している新1年生でフッ化物洗口を実施し,段階的に実施学年を増やす方式がある．一部地域ではこの方式を採用している．ただし,この方式は学級担任の一層の理解が必要になる．

⑤ 学校でのフッ化物洗口普及には,県教育委員会の意向が大きく左右する．今年度,県教育委員会,県歯科医師会共同で,教職員向けのフッ化物洗口の小冊子を発刊した．この意義は大きいと考えられる．

○将来の展望

　短期的には，小・中学校でのフッ化物洗口の実施率を大幅に上げることだが，中・長期的には，乳幼児から高齢者まですべての人が恩恵を被ることができるフロリデーションの実現を目指すことにある．乳幼児のむし歯予防としてのフッ化物歯面塗布は，コスト・ベネフィットから考えると効率が悪い．また高齢者，とりわけ要介護者の根面むし歯は今後ますます増加することが予想されるが，この対策はほとんどとられていない．今後は，フロリデーションを視野に入れたフッ化物応用の普及を目指したい．

60周年を迎えた水道水フロリデーションのポイント

　この公衆衛生手段は20世紀の10大公衆衛生業績の1つにあげられている．現在，世界61か国，約3億8千万人の口腔の健康に寄与している．

- ◆水道水フロリデーションとは，地域の水道水が天然に含むフッ化物濃度を，歯科保健に最適の濃度である0.7〜1.2ppmのフッ化物濃度(アメリカ公衆衛生サービスが推奨した濃度)に調整するためにフッ化物を追加することである．
  ※1ppmとは16マイルに対する1インチ，あるいは1万ドルに対する1セントと同等である．
- ◆フッ化物はエナメル質の再石灰化を促進するはたらきがあり，歯にミネラル分を取り込んで再石灰化を促進させるとともに，エナメル質から無機質の損失(脱灰)を防いで歯質を強化する．
- ◆1945年1月25日にはじめてミシガン州グランドラピッズで水道水フロリデーションが実施された．8都市を研究対象(4都市にフロリデーションの実施，残り4都市は対照)として，むし歯の比較研究が行われ，子どものむし歯の減少効果に説得力のある証拠が示された．その結果，アメリカの各都市はむし歯予防方法として急速にフロリデーションを採用した．
- ◆予防サービスに関する米国専門調査班の最近のレビューでは，水道水フロリデーションを強力に推奨した．子どもと青年のむし歯の減少率について，多くの研究をまとめると，中央値29％であった．
- ◆地域水道水フロリデーションはすべての人々に利益があり，特に，定期的な歯科受診のむずかしい人たちに有益となる．最もありふれた子どもの病気であるむし歯(5〜17歳の喘息の5倍，花粉症の7倍)の最も効率的な予防方法である．アメリカでは，フロリデーションにより歯科関連疾患(特にむし歯)のために費やされる年間5,100万授業時間以上が救われていると推定される．
- ◆現在，公共水道利用の67％のアメリカ人は最適に調整された水道水を利用している．
- ◆水道水フロリデーションは費用対効果の高い方法である．アメリカの大抵の地域では，水道水フロリデーションにかかる費用"1ドル"に対して，むし歯治療費で"38ドル"の節約となる．

群馬県・富岡甘楽歯科医師会の取り組み
―地域歯科医師会がフッ化物洗口プログラムに対して行った支援とその成果―

社団法人富岡甘楽歯科医師会　萩原吉則

●私と公衆衛生活動との出会い●

日ごろの診療や市町村の事業，学校健診などを通じて私が感じることは，本当に歯科保健指導が必要な人ほど歯科医院を受診していないということだ．歯科保健に対して意識の高い人や，恵まれた環境の子どもたちに関しては診療室で十分予防管理ができるが，本当に深刻な問題を抱えた人たちの状況を救済するためには，どうしても公衆衛生的な取り組みが必要だと考える．

　富岡甘楽歯科医師会は，群馬県の富岡市と甘楽郡の5市町村を範囲としている社団法人である．その歯科医師会が15年来支援しているフッ化物洗口プログラムの普及について報告する．

■開業医による個人的な活動〔1985〜1988(昭和60〜63)年〕

　群馬県甘楽町では，町長，教育長に対して，1開業歯科医師が個人的に地域の幼稚園と小学校へのフッ化物洗口導入の働きかけを行った．その結果，翌年には町立の4幼稚園でフッ化物洗口が開始されることになった．

　しかし当時，群馬県内の他の地域で発生した反対運動の影響によって，小学校へのフッ化物洗口の実施拡大は白紙となってしまった．

■歯科医師会の地域歯科保健活動としての取り組み〔1989(平成1)年〜〕

○就学前児に対するフッ化物洗口プログラムは普及していった

　1989年ころには，公衆衛生を担当している保健師や歯科衛生士からフッ化物洗口普及への支持が次第に得られるようになっていた．富岡甘楽歯科医師会は，フッ化物洗口の導入に積極的な支援を行うようになり，甘楽町に対してフッ化物洗口を推進する陳情書を提出し，町議会で採択された．

　1992(平成4)年には，富岡甘楽歯科医師会の活動の拠点となる「富岡甘楽口腔保健センター」が完成．翌年には，富岡市・下仁田町・妙義町・南牧村の2幼稚園と13保育園においてフッ化物洗口が開始され，就学前のフッ化物洗口の拡大が本格的になってきた．

　富岡甘楽歯科医師会では，基本方針として「各ライフステージにおける歯科保健対策」を承認した．これは，乳幼児の対策から高齢者，障害者対策までを含む総合的な対策で，「フッ化物を利用したむし歯予防対策」が「8020運動」の目標を達成するための基盤整備として位置づけられている．

　この年には，フッ化物洗口の普及について薬剤師会と協力関係を確立し，1994(平成6)年医師会の支援も得ることができた．同年，富岡甘楽歯科医師会は，要望書「フッ素洗口法の学校歯科保健への導入について」を関係諸機関に提出していたが，翌年には，三師会の連名で「フッ素洗口法の学校歯科保健への導入についての陳情書」を管内の1市3町1村に提出することができた(2町で採択，1町で趣旨採択)．

　その後も，就学前児へのフッ化物洗口プログラムは着実に普及し，2004(平成16)年12月現在，管内の幼稚園・保育園30施設で実施(未実施は1施設)され，希望者は97％を超えている．また，富岡市では学童保育所においてフッ化物洗口が始まっている．

○課題は，小中学校へフッ化物洗口を普及できるかどうか

　こうした就学前のフッ化物洗口プログラムが拡大するなか，小中学校へのフッ化物洗口普及が課題となってきた．1995（平成 7）年，管内のすべての幼稚園・保育園の保護者を対象に，歯科保健に関するアンケートを実施したところ，住民のフッ化物洗口に対する支持が確認された．小学校における実施を 9 割以上の保護者が支持したのである（対象 2,346 人，回収率 88.2％）．しかしながら，医師会・薬剤師会の強力な支持，市町村保健担当課の積極的な協力，および住民の支持があるにもかかわらず，学校関係者の協力が得られず，小中学校ではフッ化物洗口が実施できない状況が続いている．そのため，次善の策としてではあるが，行政が予算を計上し，小中学生の「家庭で実施するフッ化物洗口」を支援する試みが甘楽町と下仁田町で始まった．

■フロリデーションの実施をめざした啓発活動〔2000（平成 12）年～〕

　2000 年 6 月，甘楽町長のフロリデーションの実施に対する前向きな発言を受け，富岡甘楽歯科医師会はフロリデーションの実施をめざした請願を甘楽町議会に提出した．元来，フッ化物洗口プログラムはフロリデーションの代替え手段であり，フロリデーションが実施されれば小中学校へのフッ化物洗口という課題は不要となる．

　残念ながら，この請願は「時期尚早」という理由で不採択となったが，その一方，下仁田町では，2003（平成 15）年と 2004（平成 16）年に，8020 推進財団から「歯科保健活動助成金」の交付を受け，「健康しもにた 21『8020』推進委員会」を組織．同委員会は，「フロリデーションが有効性，安全性，実用性において各種フッ化物応用のなかで最も優れた公衆衛生的な方法であると認識する．下仁田町においても，フロリデーションが技術的に実施可能な地域においては住民の理解協力を得て，すみやかに実施されることを切望する」という結論を提出した．2005 年現在，同町は，フロリデーションの実施をめざした啓発活動を継続している．

　「健康日本 21」や「元気県ぐんま 21」を受けて策定された「健康しもにた 21」「健康かんら 21」「健康とみおか 21」には，フッ化物洗口普及の目標値が明記されている．今後は，小中学校におけるフッ化物洗口プログラム，さらに，フロリデーションが実施されることを期待している．

富岡甘楽地区におけるフッ化物洗口の普及

開業医の個人的な活動	
1985年	・開業医が個人的に,甘楽町長と教育長に対しフッ化物洗口の実地を要望.
86年 7, 11月	・甘楽町が,講演会(町職員)と説明会(幼稚園)を主催.
12月	・甘楽町立の4幼稚園において,フッ化物洗口が開始された.

歯科医師会による普及	
89年 3月	・富岡甘楽歯科医師会が,甘楽町に対し,陳情書「フッ素洗口法の推進について」を提出.
6月	・甘楽町議会が陳情書を採択.
92年 5月	・富岡甘楽歯科医師会の「富岡甘楽口腔保健センター」が完成.
93年	・富岡市・下仁田町・妙義町・南牧村の2幼稚園と13保育園において,フッ化物洗口が開始された(実施数19施設).
9月	・富岡甘楽歯科医師会において,基本方針として「各ライフステージにおける歯科保健対策」が承認された.
11月	・薬剤師会が会員を対象にした学術講演会を主催.協力関係の確立.
94年 1月	・富岡甘楽歯科医師会が,要望書「フッ素洗口法の学校歯科保健への導入について」を関係諸機関に提出.
6月	・医師会が会員を対象にした学術講演を主催.協力関係が確立.
95年 6月	・フッ化物洗口法の学校歯科保健への導入について,三師会の統一見解が出された. ・管内全幼稚園・保育園の保護者を対象に歯科保健に関するアンケートが実施され,住民のフッ化物洗口に対する支持が確認された.
8月	・三師会の連名で,「フッ素洗口法の学校歯科保健への導入についての陳情書」を,管内の1市3町1村に提出(2町で採択,1町で趣旨採択). ・富岡市と甘楽町の9保育園においてフッ化物洗口が開始された(フッ化物洗口実施園数28施設).
98年 6月	・甘楽町の小学校を対象にした,家庭におけるフッ化物洗口が開始された.
2000年 1月	・下仁田町の小学生を対象にした,家庭におけるフッ化物洗口が開始された.
02年 9月	・下仁田町「健康しもにた21」を策定(目標値:小中学生のフッ化物洗口実施者の増加 80%以上).
03年 11月	・甘楽町「健康かんら21」を策定(目標値:幼稚園,保育園,小中学校でのフッ化物洗口実施率99%以上).
04年 3月	・「健康しもにた21『8020』推進委員会」が,「下仁田町におけるフロリデーションの推進」に関する提言を,下仁田町健康づくり推進協議会に提出.
7月	・富岡市「健康とみおか21」を策定(目標値:フッ化物洗口実施者80%).

富山県におけるフッ化物洗口

富山県南砺市 歯科医師　山本武夫

●私と公衆衛生活動との出会い●

開業2年目で知人の先生の推薦により県歯の公衆衛生委員となったのがきっかけである．公衆衛生活動は奥が深く，次から次へと課題が出てきた．市民の健康のために向上心をもち，より優れた施策が実施されるよう努力する．公衆衛生活動は，超我のボランティアに通ず．

■「富山県歯の健康プラン」策定

1995(平成7)年，県は「富山県歯の健康プラン」(1995～2000年まで)を策定し，市町村補助事業「むし歯予防パーフェクト作戦」が多くの市町村で導入されてきた．この事業は，妊産婦から乳幼児・小中学生まで，健康教育・指導を強化し，健康診断を充実し，併せて予防処置の導入ということで，乳歯のフッ化物歯面塗布や幼稚園・保育所ならびに小中学校における永久歯のフッ化物洗口が盛り込まれている．この結果，この事業の進展とともに，フッ化物洗口施設も，1995年の計43施設が，2004(平成16)年には計149施設に広がった．現在，2次プランの「県民歯の健康プラン」が実施されている．

むし歯予防パーフェクト作戦事業実施市町村

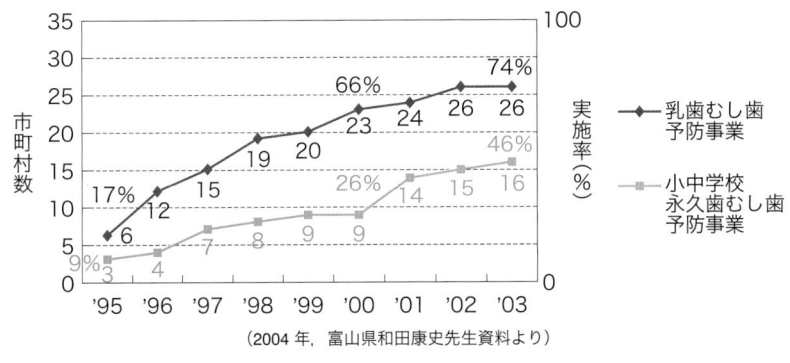

(2004年，富山県和田康史先生資料より)

■プラン策定までの経緯

プラン計画以前は，一部の熱心な学校歯科医師の働きかけにより10施設あまりでフッ化物洗口が行われていた．これらは，1975(昭和50)年代後半，学歯会の研修会で境脩新潟大学助教授の講演が契機となった．先駆的な試みとして1978(昭和53)年に魚津市の道下保育園，1980(昭和55)年に道下小学校で県内初のフッ化物洗口がスタートした．

平成に入って，富山県歯科医師会「口腔保健センター」の新改築の補助を県に申請したところ，認可の条件として歯科保健計画策定などがあげられた．当時，吉田哲彦厚生部長(元新潟県公衆衛生課長)がフッ化物応用を進める施策づくりに積極的で，県厚生部内に健康課母子歯科保健係を新設，歯科医師・歯科衛生士を常置した．1993(平成5)年，県歯科保健医療対

策会議を設置,「県民歯科疾患実態調査」を行い,全国平均よりも高いむし歯の予防対策にフッ化物応用を盛り込むことを決めた.1995(平成7)年2月,「富山県歯の健康プラン」が策定され,4月より実施に移された.

■プラン策定までの苦節と克服

プランの策定計画が公表されると,反対派が動きを強めた.県外の講師による集会を開き,県厚生部にもフッ化物洗口反対の陳情をした.マスコミも当時は賛否両論を併記して記事にする傾向が強かった.

これに対して富山県歯科医師会では,藤井会長を始め,役員がプラン推進のための体制づくりをしていた.筆者は公衆衛生担当理事であり,県健康課とともに一致協力して新潟大学や厚生省(現厚生労働省)とも連絡をとり,反対論に対する解説資料をそろえ対策会議での答弁書などを作成した.

プランでは,開始時期は,当初年中児からを想定したが,WHOのリポートの影響から年長児とした.しかし,問題ないとの学会の見解が出され,2〜3年後に年中児からに戻した.

■現状と将来の展望

プランの現在の進捗状況は,おりしも市町村合併の時期と重なり,国・地方の行政改革のあおりを受けて,残念ながら歯科保健施策の優先順位が低位に置かれ,進行のスピードが鈍ってきている.もともと補助金は定額制に近く,大都市には不利であったため,郡部の町村で順調な反面,都市部では遅れていた.

県内の地域格差を解消するには正しい知識や情報の提供が求められており,公衆衛生を理解した専門職としての歯科医師の活躍が望まれ,NPO活動を続ける筆者らAnd You(あゆ)の会に期待がかかる.

富山県において将来の展望は明るい.なぜなら,多くの市町村でフッ化物歯面塗布(幼児・乳歯)が実施されており,フッ化物洗口(保育所・永久歯)への継続については,保護者の理解が比較的得られやすいからである.また,県内の高校において,小中学校時代のフッ化物洗口経験者と未経験者のあいだのDMFTの差が保健関係者に広く理解され,実施に拍車がかかることを期待したい.県内養護学校でのフッ化物歯面塗布の成功例も,障害児(者)施設や老健・特養などの施設へのフッ化物応用の進展を期待させる.さらに総合的にみて,公衆衛生的に優れたフロリデーションがすべての人々に必要な施策であるという認識が生まれることを期待する.

富山県立T高校における,小中学校在学時フッ化物洗口経験者および非経験者1人当たりのむし歯数の比較 (2003年)

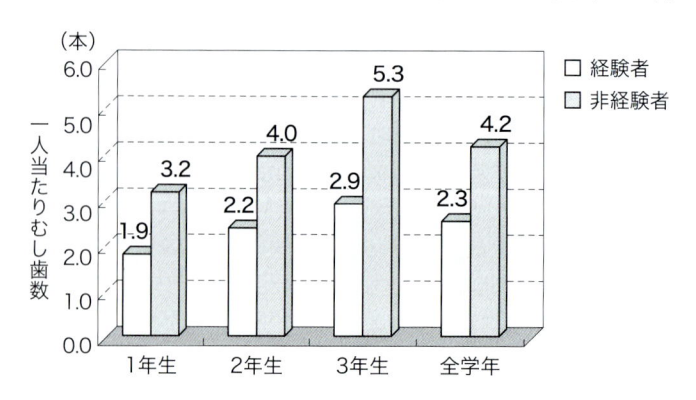

学年	経験者	非経験者
1年生	1.9	3.2
2年生	2.2	4.0
3年生	2.9	5.3
全学年	2.3	4.2

福島県歯科医師会の取り組み
―フッ化物応用委員会の活動―

福島県歯科医師会フッ化物応用委員会委員長　齋藤愼一

●私と公衆衛生との出会い●

フッ化物応用委員会の設置は，当時の公衆衛生担当役員の決定によるものである．DMF の D を F に変えても，むし歯であることに変わりはない．むし歯にしないことが肝心であり，当時注目されていたフッ化物の応用を担当する委員会をつくり，会員への情報提供から始めた．

　フッ化物応用委員会が発足してから四半世紀が経とうとしている．委員数名からなる小さな委員会が，長年にわたり活動できたのは，歴代委員の努力によるものであるが，会の役員の優れた先見性と見識によるところも大きい．フッ化物応用委員会が，わが国でのフッ化物応用の揺籃期に発足してから，現在に至るまでの活動をまとめてみた．

■フッ化物応用委員会の発足

　フッ化物応用委員会は 1981（昭和 56）年 4 月に発足した．発足当時はフッ素小委員会の名称であったが，2004（平成 16）年 4 月に，現在のフッ化物応用委員会と改称した．

　この委員会は，当時の公衆衛生担当役員が，新潟県などで行われているフッ化物洗口に注目し，フッ化物への理解と小学校や幼稚園などでフッ化物によるむし歯予防に取り組んでもらうことを目的に設置した．委員会は 4〜6 名で構成され，本会会員が委員となっている．

　福島県歯科医師会としてのフッ化物に対する考え方，対応は，「フッ化物に対する見解」に示されている．1984（昭和 59）年および 1992（平成 4）年の 2 度にわたり，会員に周知しているので抜粋して紹介したい．

福島県歯科医師会のフッ化物に対する見解

フッ化物を積極的に応用するために次のことを行う．

・会員に対してフッ化物に関する情報の提供をする．
・学校歯科部会と協力し，小中学校でのフッ化物洗口を推進する．
・フッ化物洗口を希望している学校に対し，実施に向け協力する．
・刷掃指導を受けた児童・生徒には，フッ化物配合歯磨剤の使用を勧める．
・フッ化物の応用に関する研修会などに講師を派遣する．
・行政と密接な連携をとる．
・対外的に福島県歯科医師会として対処する．

■フッ化物応用委員会の主な活動

○会員への情報提供

　1982（昭和 57）年から会員に向けて年 1 回フッ素だよりを発行し，その時点でのフッ化物についての新しい情報・知見，全国のフッ化物洗口実施状況などについて広報している．

○研修会,学会,むし歯予防全国大会への協力と参加

年1回開催される本会主催フッ化物応用研修会への協力,会員発表の場である福島県歯科医師会学術発表会での発表,むし歯予防全国大会への委員の派遣を行っている.

○講演会への講師派遣

県内の市町村,学校などからフッ化物についての講演依頼があれば,講師を派遣している.講演会を契機としてフッ化物洗口が開始されたことも多い.

○福島県内におけるフッ化物応用実施状況調査

2003(平成15)年4月に県内市町村で実施されているフッ化物歯面塗布,2004(平成16)年4月にはフッ化物洗口の実施状況を調査した.歯科診療所で行われている塗布あるいは洗口は調査対象にせず,市町村が事業の実施主体者の場合のみとした.結果は,30市町村で延べ約6,000人の幼児がフッ化物歯面塗布を受けていた.フッ化物洗口は60施設で7,124人の児童,生徒が実施していた.

■今後の取り組みについて

フッ化物応用委員会が発足して23年が経過した.本県におけるフッ化物応用の普及に一定の役割をはたしてきたことは,異論のないところであろう.ただ,市町村の歯科保健担当者,教育関係者に正しいフッ化物の情報が伝わっているかというと,心もとないところがある.歯科保健に対する関心の濃淡によるのかもしれないが,正しい情報を伝えることは,われわれが今後取り組むべきテーマの1つと考える.また,会員に対しては,今以上に会員にとって有益な情報を提供できるように,委員会の機能を充実させる必要があろう.

本会会員で,フッ化物応用委員会副委員長の二瓶博美先生が,耶麻郡山都町で取り組んだフッ化物洗口について紹介する.山都町では,1994(平成6)年から保育所,小学校でフッ化物洗口がいっせいに開始された.グラフは,2001(平成13)年までの8年間にわたる12歳児DMFTの推移を示している.減少率は約74%で大きな効果が得られた.山都町のようなフッ化物洗口の効果をいろいろな場で伝えていくことが,洗口を普及するうえで大切なことと考えている.

また,福島県行政との協力も重要である.福島県は2004年度の新規事業として,中学校3校に対して,歯と口の健康教室の開催とフッ化物洗口を計画し,本会に委託した.関係機関の協力もあり,3校ともに年度内にフッ化物洗口を開始することができた.県のもっている人的資源および県内各地に網羅されている保健システムと,学術団体としての歯科医師会が協力することにより大きな成果が期待できると考えている.

山都町 12 歳児の DMFT の推移

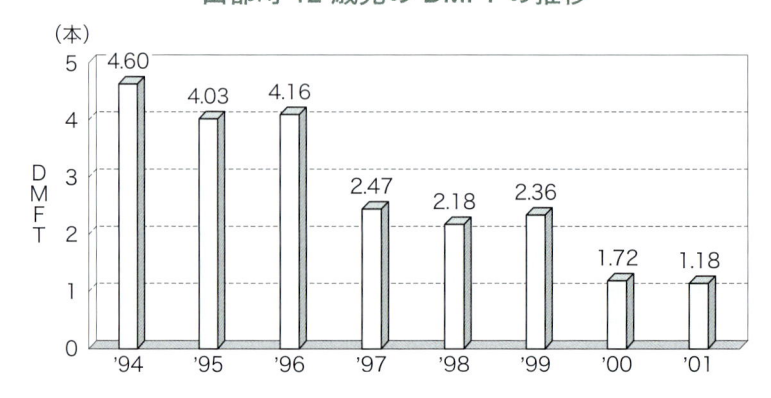

年	DMFT(本)
'94	4.60
'95	4.03
'96	4.16
'97	2.47
'98	2.18
'99	2.36
'00	1.72
'01	1.18

新潟県でのフッ化物利用による，むし歯予防について
―「子供の歯を守る会」30年の軌跡―

子供の歯を守る会実行委員
新潟市歯科医師会会員　　西原　徹

● 私と公衆衛生活動との出会い ●

　社団法人新潟県歯科医師会定款第3条の中に「公衆衛生の普及向上を図り，予防医学の完成に努力し社会の福祉を増進することを目的とする」という文言がある．これを単なるお題目として，ひたすら組合活動に終始するのと，社団法人としてこれこそが会本来の事業だと認識し，その実現に向かって努力するのとでは，社会的評価において格段の差が生じてしまう．心ある会員は遅まきながら何をやればよいかと模索していたときにフッ化物を利用したむし歯予防に出会い，これこそが評価につながる格好のテーマとなった．

　新潟県における公衆衛生レベルのむし歯予防について記すことは「子供の歯を守る会」（以後守る会）の歴史をここに語ることに尽きると思う．

　守る会は昨年30周年を迎えた．その過程は山あり谷ありの起伏に富んだ30年であった．結成当時，県内の12歳児のDMFTは定かではないが，1981（昭和56）年，県行政が取り組んだ歯科保健事業「むし歯半減10か年運動」が開始された時点で4.9本であったから，30年前の数値がそれ以上であったことは容易に推察できる．それが2003（平成15）年には，わずか

みんなで守ろう子どもの歯
― むし歯予防にフッ化物を ―

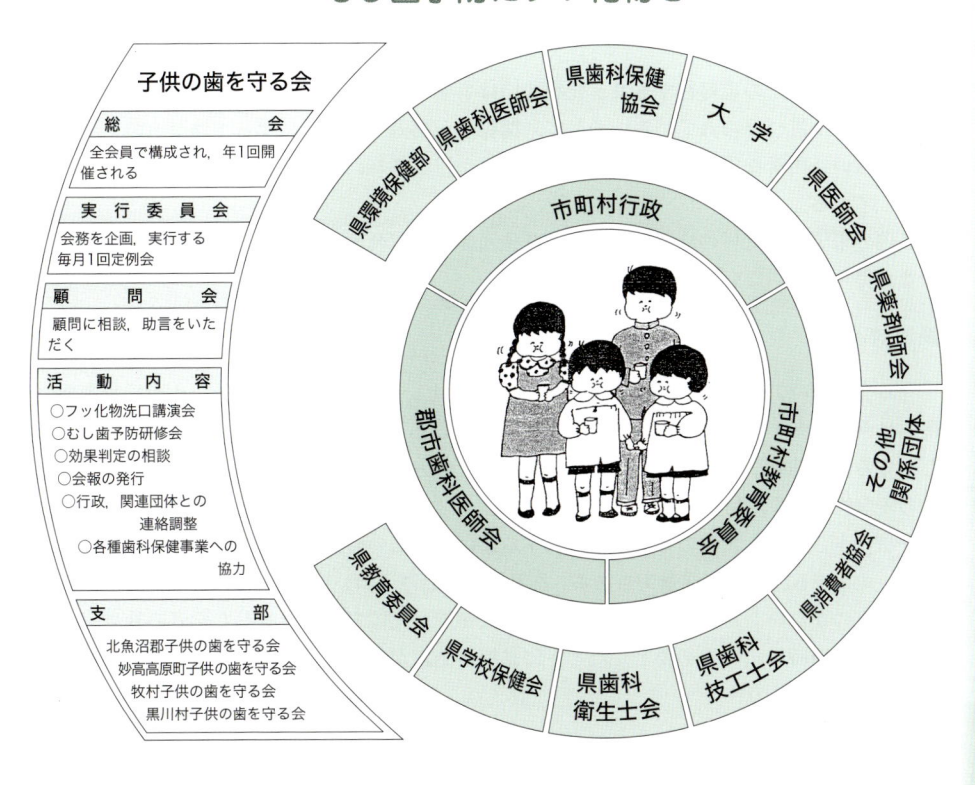

子供の歯を守る会
総　　　会　全会員で構成され，年1回開催される
実　行　委　員　会　会務を企画，実行する　毎月1回定例会
顧　問　会　顧問に相談，助言をいただく
活　動　内　容　○フッ化物洗口講演会　○むし歯予防研修会　○効果判定の相談　○会報の発行　○行政，関連団体との連絡調整　○各種歯科保健事業への協力
支　部　北魚沼郡子供の歯を守る会　妙高原町子供の歯を守る会　牧村子供の歯を守る会　黒川村子供の歯を守る会

内円：市町村行政
外円：県環境保健部／県歯科医師会／県歯科保健協会／大学／県医師会／県薬剤師会／その他関係団体／市町村教育委員会／県消費者協会／県歯科技工士会／県歯科衛生士会／県学校保健会／県教育委員会／郡市歯科医師会

1.29本にまで下がった．現実に学校健診で生徒の口腔内を診ると子どものむし歯の減少が実感として理解できる．

■守る会の誕生

1973（昭和48）年，フロリデーションを目標に掲げて守る会は発足した．当時，むし歯の罹患状態は本県に限らず，わが国の小児疾患のなかで異常な程の数値を示したことは周知の事実であった．そのような状況下でフッ化物を利用したむし歯予防は画期的なことであった．しかし同時に，地域住民への情報提供や関係団体の理解と協力が非常に大切なことであり，また，その実現が困難なことも十分に予測された．これらのことを考慮すると，いきなりフロリデーションでは理想と現実とがあまりに乖離しているため，次善の策としてフッ化物洗口の普及に取り組むことにした．初代会長に当時の県歯会長岡田信雄先生が就任され，事務局を新潟大学予防歯科学教室に設置することでスタートした．

■実行委員会の役割：組織活動と関係団体との連携

守る会の活動に歯科医師会の協力は必要欠くべからざる事項である．当時の県歯のフッ化物利用に対する考え方に，会員および執行部内にも賛否両論があるなかで，岡田先生の会長就任は守る会にとって大変に意義深いことであった．以後，歴代の会長は県歯会長が務めることになった．

守る会の実質活動の核となる実行委員会は，毎月定例に開催され今日に至っており（現在は隔月）毎回真摯な議論がなされる．実行委員のメンバーには，その時代が必要とした人達，なかんずく歯科医師会，大学，行政，教育委員会，学校現場からの参入があった．人と人とのつながりができ，徐々にではあるがフッ化物利用を取り巻く環境が整備され，関係団体それぞれの役割が明確になり，守る会がそのあいだを黒子のようにとりもつことで連携がとれ，フッ化物洗口の普及へのスタイルが確立されていった．

■市町村におけるフッ化物洗口普及方法

現在では，どこの市町村でもフッ化物洗口は事業として予算化され，実施主体と責任の所在が明確に位置づけられている．そして，関係者が協力することによって施設へのサポート体制が整い，円滑な実施の運びとなり，継続性が担保され，結果として予防効果の向上につながっている．

県内の未実施市町村の原因を探ると，関係団体のいずれかがネックとなっており，いまだ合意が得られていないというのが現状である．

■反対運動

守る会30年の前半は反対運動との闘いであったといっても過言ではない．その反対運動の尻馬に乗った多くのマスメディアや，「賛否両論のあるうちは・・・」と日和った市町村に対し，守る会は防戦一方となって対策に苦慮した．当方としてはあらゆる機会を通じてフッ化物の安全性，効果，利便性について説明しても，「フッ化物は危険だ」という一声が頭の中にインプットされた人たちの不審感を払拭するには，数倍の時間を要しても納得してはもらえなかった．守る会の実行委員でもある，ある町の課長さんは，「日本人には科学に対する哲学というものがない」と嘆いていた．そういう意味でも元凶である反対した学者の社会的責任は重い．と同時に，一番必要としたときに見解の発表ができなかった厚生労働省，口腔衛生学会も同様であろう．

■おわりに

　2003年度12歳児のDMFTを市町村別にみると0本から3.13本という較差が生じている．ちなみに県の目標値は"1"で，110市町村中61の市町村がこの数値をクリアーしている．そして，小学校でのフッ化物洗口の実施率は55.8％となっている．このような現状を分析すると，フッ化物洗口の普及活動のノウハウはすでにパターン化され，守る会のはたす役割は少なくなり，今後の普及に関してはこれ以上の成果は期待できず微増に終始することが予想される．そこで，守る会の当面の課題は，次善の策であったフッ化物洗口から，発会時の目標であるフロリデーションへとシフトが可能かという大変困難な問題を抱えている．これから始まる大規模な市町村合併は，新たな地域保健の枠組みが予想され，本県のようなフッ化物洗口によるむし歯予防に取り組み，それ相応の成果をあげ，すでに"DMFT＝0本"の市町村が存在することを考慮すると，フロリデーションの必然性に説得力が欠けるのも事実である．とはいうもののフロリデーションはすべてのライフステージに有効であり，より簡便な理想的な予防方法であることに違いはなく，守る会の最終到達点と銘記している．治療から予防へという医療の流れのなかで，われわれが選択したフッ化物利用によるむし歯予防は，決して間違った方法ではなかったことが証明された．これからの歯科医療は国民にとっても歯科関係者にとってもより満足度の高いことが求められる．その実現に，この地道な努力が少しでも役立つことを切に希望する次第である．

都道府県別12歳児のむし歯数 —2002年—

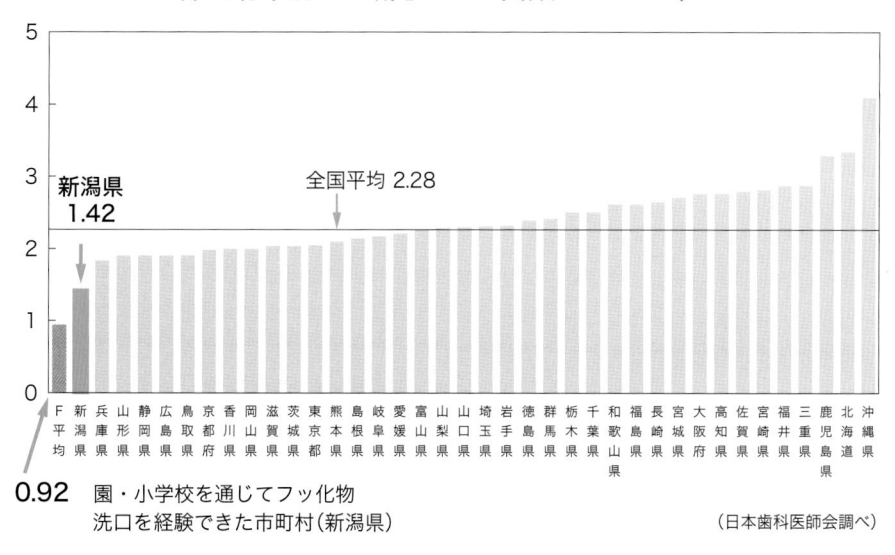

新潟県 1.42
全国平均 2.28

0.92　園・小学校を通じてフッ化物洗口を経験できた市町村（新潟県）

（日本歯科医師会調べ）

Question & Answer

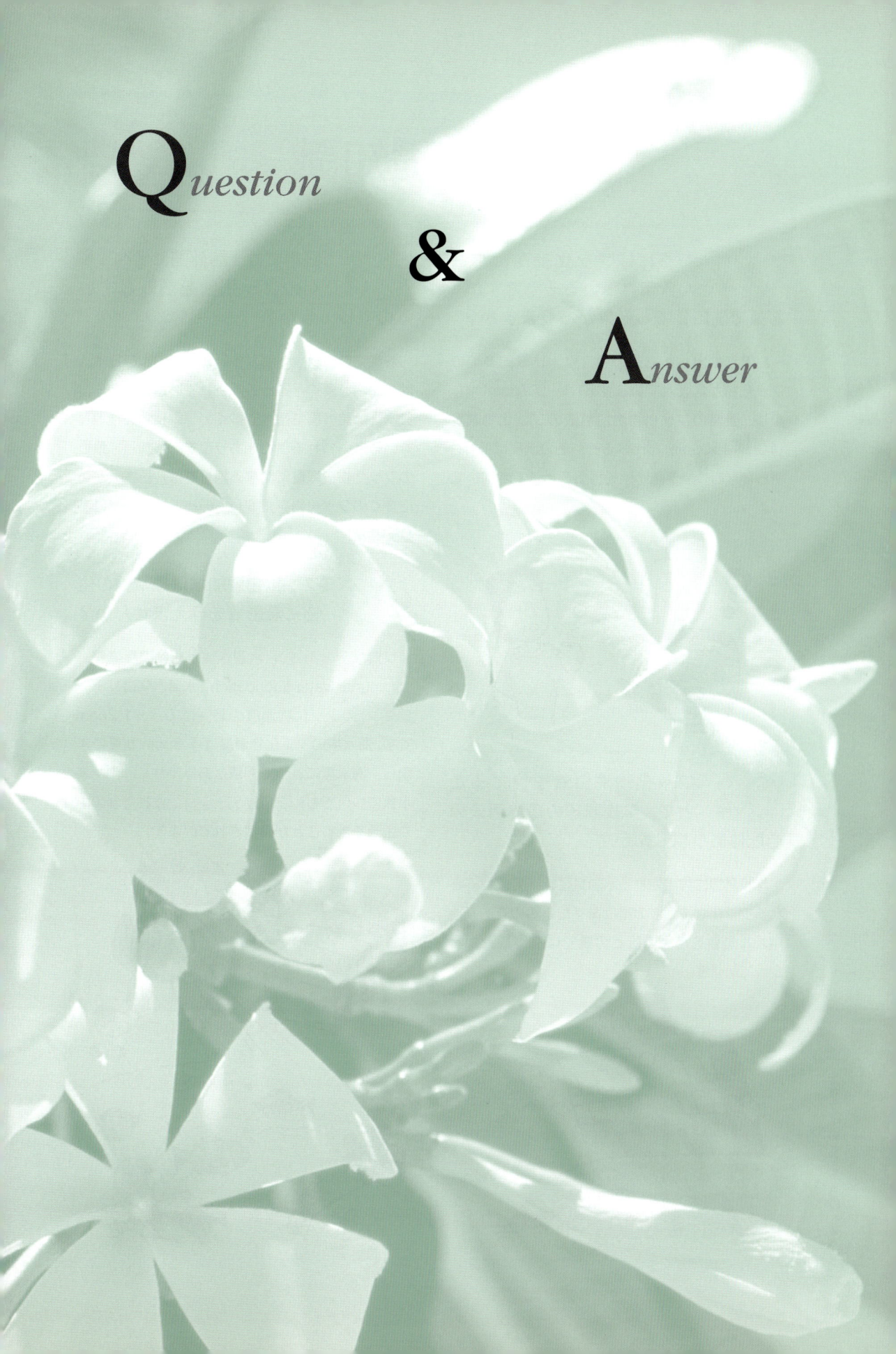

A 基礎知識

Q1 お茶にはフッ化物がたくさん含まれているそうですが，お茶で洗口しても効果がありますか？

お湯で抽出したお茶の中には，比較的多くのフッ化物が含まれています（0.1～0.7ppm）．しかし，通常のフッ化物洗口溶液のフッ化物濃度（100～450ppm）と比べると，その濃度は低く，明らかなむし歯予防効果を得ることはできないでしょう．

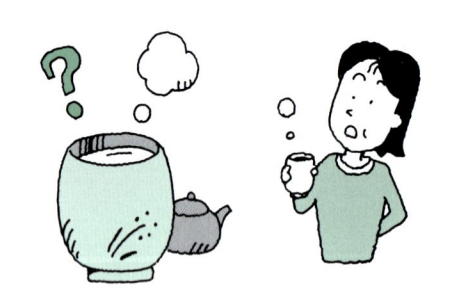

Q2 フッ化物洗口液を捨てることで，学校周辺の環境汚染の心配はありませんか？

学校周辺に排出される水の量に比べて，捨てられるフッ化物洗口液の量は微々たるものであり，環境に影響を与えるほどの量ではないことがわかっています．

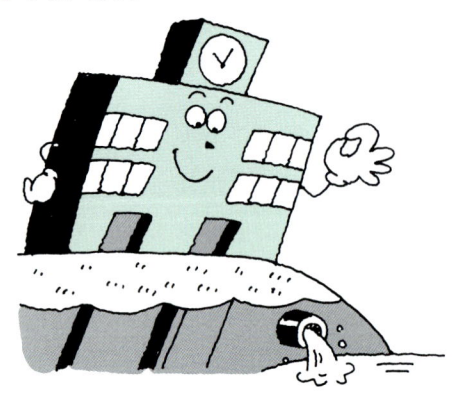

Q3 日本では，諸外国に比べ，多くのフッ化物を摂取しているのでしょうか？

海産物にはフッ化物が多いこと，および日本人は海産物を多くとるとみなされていることから，日本人は諸外国に比べて多くのフッ化物を摂取しているといわれることがあります．しかし，最近のフッ化物摂取量に関する調査では，日本人が特に多くのフッ化物を摂取しているという証拠はありません．

Q4 フッ化物添加水は魚や他の生物に悪影響を与えませんか？

フロリデーション（水道水フッ化物濃度調整，communal water fluoridation, 水道水フロリデーション）のフッ化物濃度の範囲は 0.7～1.2ppm です．海水中のフッ化物濃度は 1.3ppm 程度ですから，海水魚にとって問題はありません．また淡水魚についても，フロリデーションされた水の中で生活できることが確認されています．

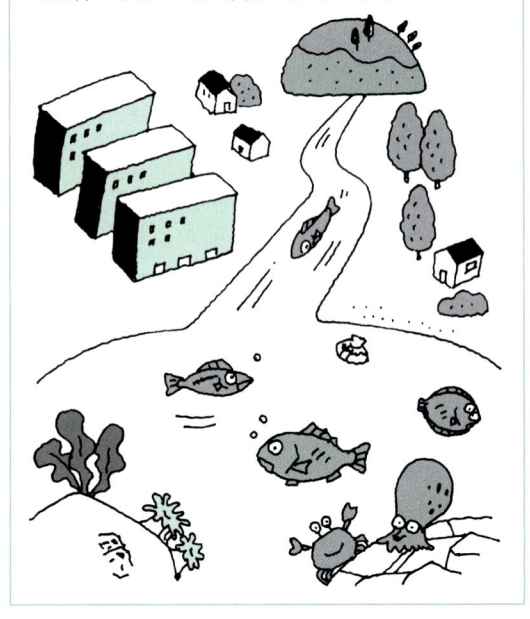

Q5 フッ化物洗口にかかる費用はどのくらいですか？

用いる材料や頻度によりますが，フッ化ナトリウム試薬を用いて集団的に行われる週1回法であれば，1人当たり1年間の費用はおよそ200円といわれています．施設，参加者の数，洗口の頻度，使用する器具や洗口剤によって変わります．

Q6 夏休みなど，長期の学校休暇のとき，フッ化物洗口の扱いはどうすればよいでしょうか？

長期の学校休暇のときは，学校ベースのフッ化物洗口を行うことはできません．しかし，1年を通じて40週以上フッ化物洗口を行う機会が確保されれば，期待される効果を得ることができます．

B 安全性

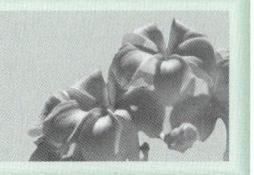

Q7 宝塚や西宮で，歯のフッ素症（斑状歯）が起きたのは，どうしてでしょうか？

宝塚や西宮で社会的な問題となった歯のフッ素症は，天然に過量のフッ化物が含まれた水を水道水として供給したために発現したものです．フッ化物によるむし歯予防（フロリデーションあるいはフッ化物洗口など）が原因ではありません．こうした過量のフッ化物を減らして適切な量に調整することもフロリデーションの役割の1つです．

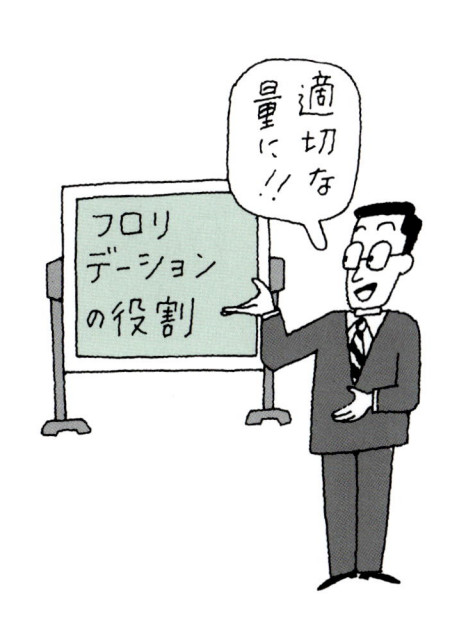

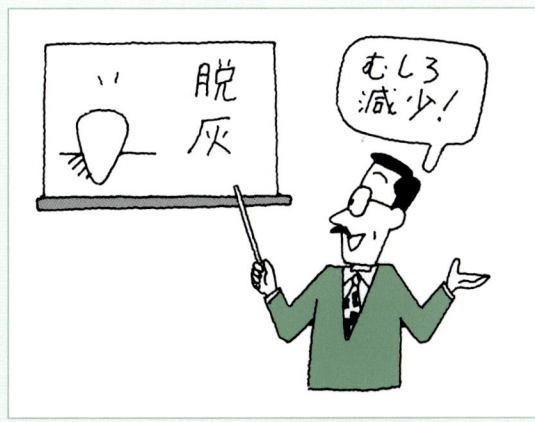

Q8 子どもの歯に時々白い斑点がみられますが，フッ化物とは関係ないのでしょうか？

歯にみられる白斑には，フッ化物が原因のものと，フッ化物以外のものが原因のものとがあります．フッ化物以外の原因による白斑の1つに，う蝕性の脱灰があります．フッ化物によるむし歯予防が行われている場合，脱灰部は，むしろ減少することが知られています．

Q9 フッ化物洗口を長く続けると「歯くされ病」になりませんか？

「歯くされ病」とは，医学的な病名ではなく，特定の地域でみられた風土病の俗称です．その多くは，いわゆる歯のフッ素症のうち審美的に問題のある中等度から重度のものをいうようです．

フロリデーションされた水を飲んでいる場合，飲んでいる人々の10～20％に見分けにくい軽度以下の歯のフッ素症が発現します．しかし，中等度から重度のものは発現しません．まして，フッ化物洗口で，歯のフッ素症を起こすことはありません．

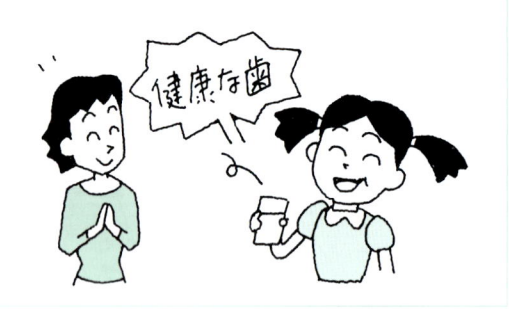

Q10 病気によっては，フッ化物洗口やフッ化物塗布を行ってはいけない場合がありますか？

フッ化物は自然にあまねく存在しており，飲食物として日常的に摂取されています．また，フッ化物洗口や歯面塗布のフッ化物量が特に影響を与えることはありません．病気によってフッ化物洗口や歯面塗布を行ってはいけないということはありません．

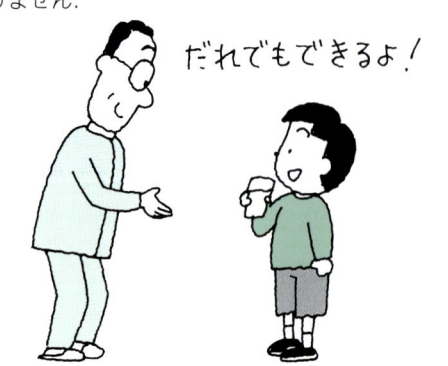

Q11 フッ化物洗口液やフッ化物塗布液で歯がおかされたり，もろくなるということはありませんか？

フッ化水素がガラスの表面を溶かすことから，フッ化物洗口液やフッ化物歯面塗布剤によって歯がおかされると誤解されることがあります．しかし，これら溶液や塗布剤に含まれているフッ化物はフッ化ナトリウムであり，これによって歯がおかされることはありません．

また，フッ化物によって「歯を強くする」といういい方が「強くなるが，もろい」と誤解されることがあります．しかし，フッ化物は，酸による脱灰に抵抗する歯質をつくることを「歯を強くする」と表現しているのであり，フッ化物洗口液やフッ化物歯面塗布剤によって歯がもろくなることはありません．

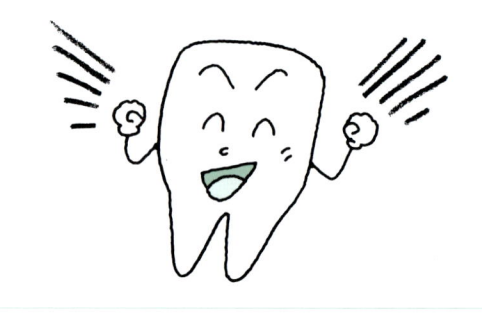

Q12 フッ化物ががんの原因になると聞きましたが？

過去に「フロリデーションされている地域の人々のほうが，そうでない地域の人々よりもがんによる死亡率が高い」という報告がありました．しかし，このデータには解析に不備があり，年齢を調整した解析ではがんの死亡率に差はありませんでした．また，「フロリデーションされていた地域の子宮がん死亡率が高い」という報告もありましたが，これもデータの採取および解析に不備があり，差は確認されていません．

アメリカがん研究所を含む専門機関は，フロリデーションとがんとは無関係であるとしています．

Q13 フッ化物は，骨に蓄積して障害を現したりしませんか．また，他の組織に対してはどうですか？

過量なフッ化物の摂取によって骨にフッ化物が蓄積すると，骨フッ素症が生じます．ヒトの骨フッ素症の発現が確認されている最低の量は，フロリデーションの至適量（0.7〜1.2ppm）のおよそ8倍であり，しかも何十年にもわたって継続して摂取することが条件です．むし歯予防のためのフッ化物利用によって骨フッ素症が発現することはありません．

また，むし歯予防のためのフッ化物利用によって，ヒトの歯や骨以外の組織に障害が現れたという信頼に足る報告はありません．

Q14 妊娠中の母親がフッ化物を摂取しても胎児に悪影響はありませんか．また，授乳中の母親の母乳に対してはどうでしょうか？

フロリデーションによる胎児への悪影響は報告されていません．仮に母親が多くのフッ化物を摂取したとしても，胎盤を通過するときにその量は減少します．

また，母親が摂取するフッ化物はあまり母乳中に移行しません．母乳によって哺育される時期は，むしろむし歯予防のために必要な量のフッ化物が不足しているといえます．

Q15 幼稚園でフッ化物洗口しています．誤って洗口液を飲み込んでも大丈夫ですか？

幼稚園では，原則として4，5歳児については週5回法（250 ppmF フッ化物溶液使用）が行われています．フッ化物の急性毒性が発現する量は体重1 kg 当たり5 mgF，不快な症状が発現する量は体重1 kg 当たり2 mgF とされています．4歳児の平均体重を約16 kg としたとき，4歳児に不快症状の発現するフッ化物の量は約32 mgFとなります．これは，フッ化物洗口溶液10 ml 中2.5 mgF のフッ化物量のおよそ13倍ですから，まったく問題はありません．

フッ化物洗口の実施に先立ち，洗口が不得手な園児のためにも，水を用いた練習をしてから実施するようにしましょう．

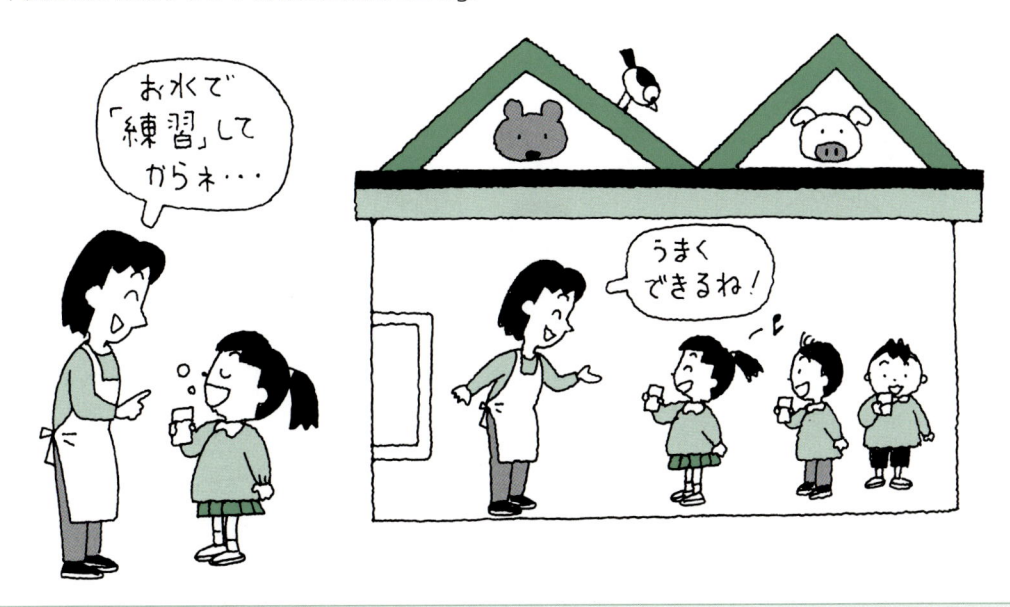

C 意　見

Q16 フッ化物利用の反対論は，学問的にみるとどんな誤りがあるのでしょうか？

次に誤りのいくつかを列記します．
1. 不備のあるデータをもとに反対をする．
2. 一度否定されたことでも，繰り返し持ち出す．
3. 過量な場合や特殊な場合に起こる危険性を持ち出す．
4. 実際は安全性を証明している報告であっても，その一部だけを引用して危険であるかのような主張をする．
5. がんや毒など，恐怖心を引き起こすことばを多用する．
6. 薬害や公害などと重なるような印象を与えようとする．
7. 「絶対安全」など不可能な基準を持ち出して議論する．

Q17 なぜ，何年たってもフッ化物に対する反対論があるのですか？

むし歯が減少することを望まない人，むし歯予防のために自分の仕事が増えることを嫌う人などが，そのことを理由に表立って反対できないため，意味のない反対論を引き合いに出して，フッ化物応用の導入を止めようとするからです．

Q18 歯みがきや甘味制限などの基本となる努力をしないで，薬であるフッ化物に安易に頼るのは正しいむし歯予防とはいえないと思いますが，どうでしょうか？

①プラーク（歯垢）を除去しフッ化物配合歯磨剤を用いる歯みがき，②砂糖摂取をコントロールする甘味の適正な摂取，③歯の再石灰化による歯質強化を目的としたフッ化物応用——これら3つを合わせたものが，むし歯予防の基本です．

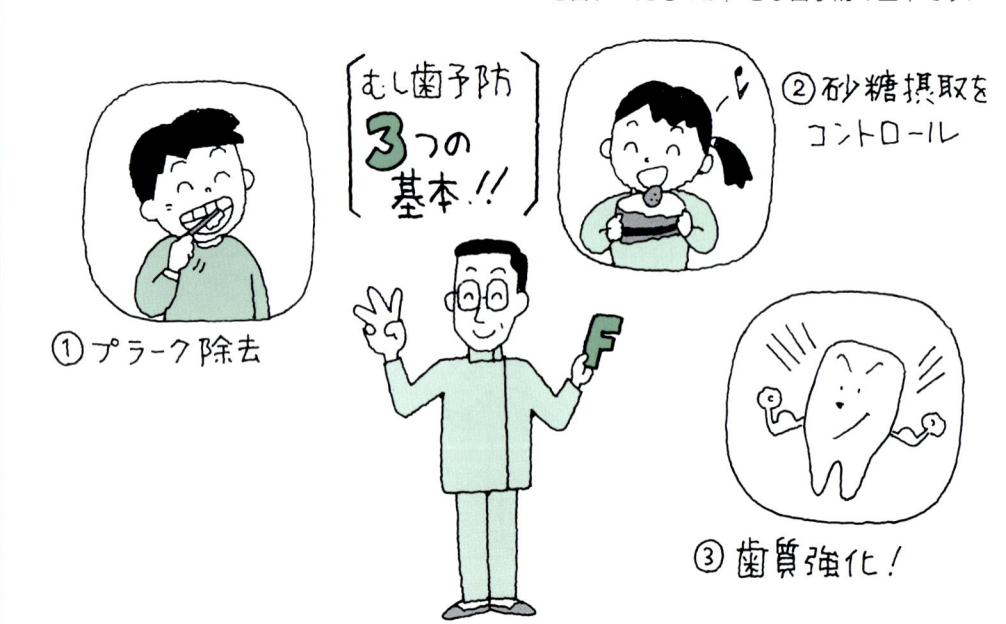

Q19 フッ化物利用について学会でも賛否両論があるあいだは,「疑わしきは使用せず」の原則で実施を当面見合わせるべきではないでしょうか?

「疑わしきは使用せず」といういい方は,刑事訴訟法の「疑わしきは罰せず」を転用したものでしょう.しかし,現実的な適用には無理があります.反対する人が「絶対安全」を求めて議論をすると,すべてが「疑わしき」ことになってしまいます.

むし歯予防のフッ化物応用については,安全性および効果について疑わしいところはありません.それを攻撃するために,「絶対安全」とか「疑わしきは使用せず」といういい方が用いられるのです.

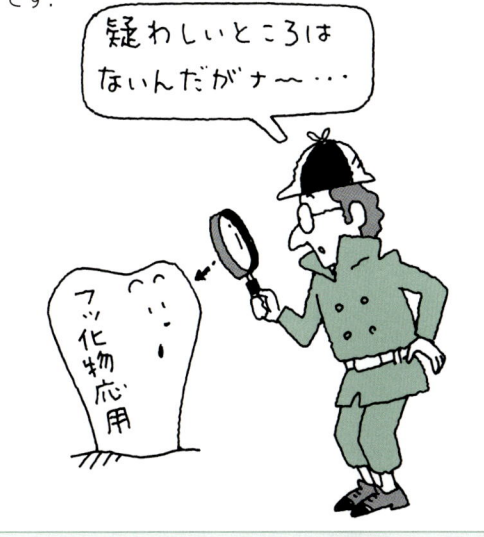

Q20 全国的にむし歯が減っているそうですが,それでもフッ化物洗口の必要があるのでしょうか?

むし歯が全体的に減少傾向にあっても,フッ化物洗口を実施している地域と,そうでない地域とのあいだには,むし歯有病状況に差があることが知られています.

むし歯予防の目標は「むし歯なし」です.単に数が減ればそれでよいというわけではありません.

Q21 フッ化物は劇薬であると聞きました.使用しても問題はありませんか?

フッ化ナトリウムの粉末は劇薬に該当しますが,処方どおり溶解されたもの(フッ素イオンとして1%以下)は,普通薬とされます.使用に問題はありません.

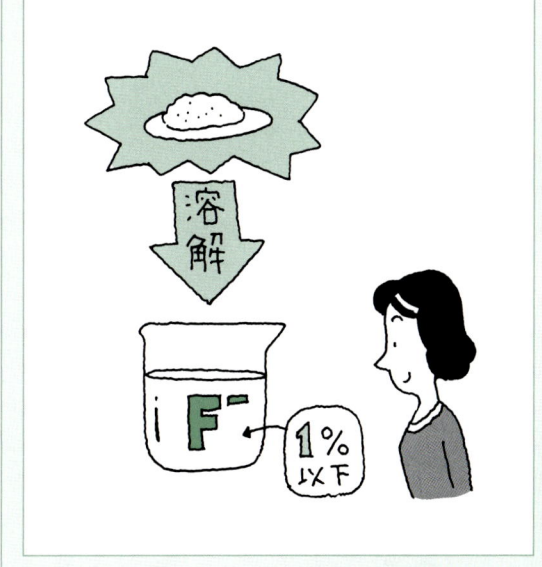

Q22 フッ化物洗口もフッ化物配合歯磨剤も効果が同じであれば,各家庭でフッ化物配合歯磨剤を使えばよいのではありませんか?

実験的な調査による報告では,「フッ化物洗口とフッ化物配合歯磨剤とのあいだに,むし歯予防効果に差がない」というものがあります.しかし,実際の適用については,単に実験的な結果を当てはめても,期待する効果を得ることができるとは限りません.フッ化物配合歯磨剤は,日常的に使用されるものですが,使用量,頻度,うがいの回数などによって,むし歯予防効果は多様です.一方,園や学校ベースのフッ化物洗口は,だれにも一様に実施されますので,確実な効果を得ることができます.フッ化物配合歯磨剤は日常的な個人衛生として,園・学校ベースのフッ化物洗口は公衆衛生的なものとして応用していくべきでしょう.

Q23 そんなに効果があるのに，なぜもっと普及しないのでしょうか？

日本において普及しない理由をいくつかあげることができます．
1. 啓発が不足しており，多くの人々にまだ知識が十分もたらされていない．
2. 歯科や保健の専門家のなかにも，フッ化物に関する知識が十分ではない人がいる．
3. むし歯が減ると困ったことになると信じている人がいる．
4. 普及活動や実施にあたって，自分の仕事が増えて困ると考えている人がいる．
5. 反対することに自分の存在理由を求める人がいる．

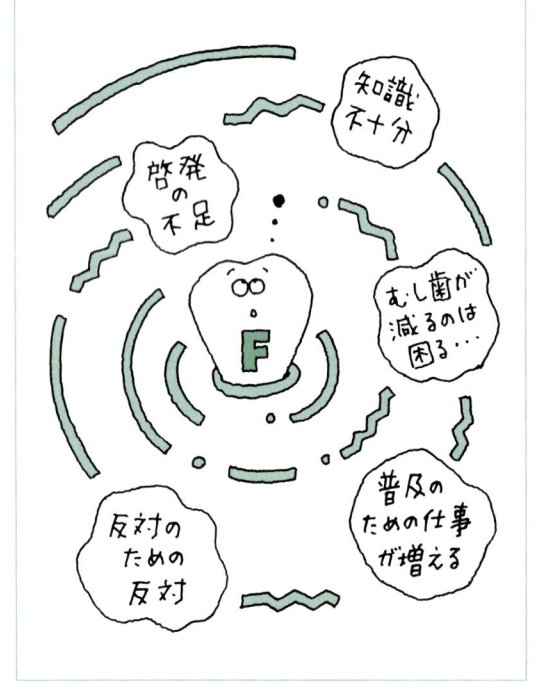

Q24 行政の予算が減っていくこの時代に，新規の事業を組むことができるのでしょうか？

歯科保健およびむし歯予防は，基本的な保健政策の1つです．費用効果が認められるフッ化物応用は，新規であっても，取り組むべき事業であるといえます．

Q25 自分の子どもは歯科医院で年3回のフッ化物塗布を受けておりむし歯はありません．各自が気をつければ，フッ化物洗口に要する保育士の負担が減って，その分よりよい保育を受けることができるのではないでしょうか？

だれもが，自分の子どもを定期的に歯科医院に連れて行き，フッ化物の歯面塗布を受けさせることができるとは限りません．また，「よい保育」には健康な歯を育てることも含まれるのではないでしょうか．

Q26 フッ化物洗口を，どうして学校で実施する必要があるのでしょうか？

個人で行って期待どおりの成果があがれば理想的ですが，実際には継続が困難であることが多いようです．これに対して，フッ化物洗口を学校保健の一環として位置づければ，教育的な支援を受けることができるので，継続的な実施が確実なものとなり，むし歯予防の成果をあげることができます．

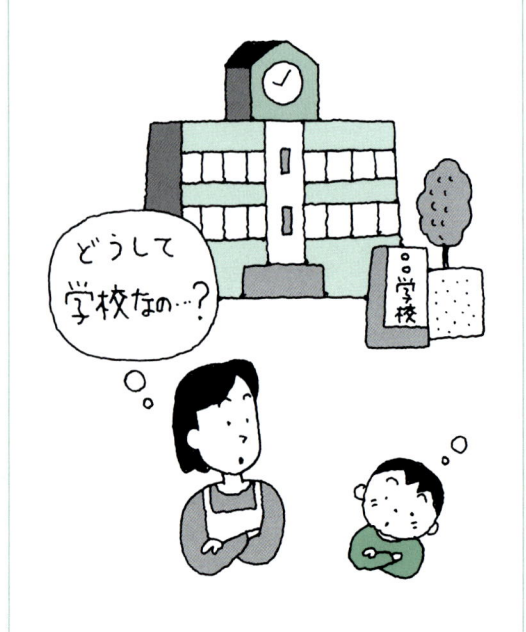

D その他

Q27 一般に，安全か危険かはどのように判断したらよいのでしょうか？

　ある物質が安全であるか危険であるかは，その物質が適応される場合の「量」を考慮しなければなりません．適切な量ならば安全であっても，過量ならば安全であるという保証がない場合があります．安全性を考える場合は，実際に使用する量（絶対量や濃度など）の範囲が安全であるかどうかを確認することが重要です．

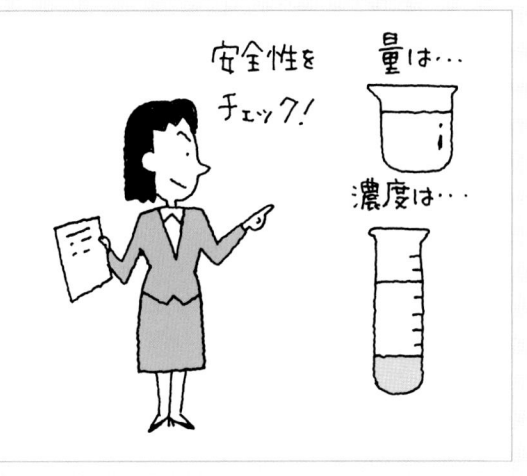

参考資料

●要領や見解などに関するもの
1) 厚生省医務局歯科衛生課：弗化物溶液の洗口法によるむし歯予防，1968
2) 日本歯科医師会 訳：世界保健機関（WHO）第22回総会における上水道フッ素化の決議及びその審議記録（1969年7月23日），1970
3) 日本歯科医師会：年少者のう蝕抑制のためのフッ化物応用についての考え方，1977
4) 日本口腔衛生学会：上水道弗素化推進に関する見解についての答申書，口腔衛生学会雑誌，22：438，1972
5) フッ素の安全性に関する質問主意書（第102回国会衆議院会議録第12号），官報号外，1985
6) 日本口腔衛生学会フッ素研究部会：NTP研究に関する解説，口腔衛生学会雑誌，41：136-144，1991
7) 日本口腔衛生学会フッ素研究部会：NTP研究（NaFの毒性と発ガン性）に関する最終報告，口腔衛生学会雑誌，41：758-759，1991
8) 日本口腔衛生学会フッ素研究部会：歯牙フッ素症ならびにエナメル斑に関する申し合わせについて，口腔衛生学会雑誌，41：760，1991
9) 日本口腔衛生学会フッ素研究部会：最近の北欧，米国におけるフッ化物洗口の普及状況についての解説，口腔衛生学会雑誌，44：358-363，1994
10) 日本口腔衛生学会フッ化物応用研究委員会：就学前からのフッ化物洗口法に関する見解，口腔衛生会誌，46：116-118，1996
11) 日本歯科医学会医療環境問題検討委員会フッ化物検討部会：「フッ化物応用についての総合的な見解」に関する答申，1999
12) 厚生労働省歯科保健課：水道水へのフッ化物添加について（厚生省健康政策局歯科保健課と生活衛生局水道環境部との合意文書），平成12年12月6日
13) 日本歯科医師会：フッ化物応用（水道水へのフッ化物添加）に関する見解，2000年12月21日
14) 日本口腔衛生学会：今後のわが国における望ましいフッ化物応用への学術的支援，平成14年9月13日
15) 厚生労働省：フッ化物洗口ガイドライン，平成15年1月14日
16) 厚生労働科学研究班，日本口腔衛生学会：薬害オンブズパースン会議「フッ化物洗口の集団適応に関する意見書」に関する見解，2003年11月5日
17) 日本学校歯科医会：学校歯科保健関係Q&A③④，―学校側から出される質問に答えるために―，フッ化物・フィッシャーシーラントについてのQ&A，日学歯Q&Aシリーズ，2004年

●国内雑誌に掲載された総説
1) ハロルドレー：NIDR物語，ザ・クインテッセンス，9：1250-1253，1402-1405，1646-1649，1802-1805，10：66-69，326-329，1990-1991
2) 小林清吾：生涯歯科保健におけるフッ素の役割，月刊地域保健，23：8-28，1992
3) 鶴本明久，八木 稔，境 脩 ほか：日本におけるフッ化物応用に関する現状と将来の保

健戦略，口腔衛生学会雑誌，50：296-301，2000
4) 筒井昭仁（福岡歯科大学 口腔保健科），八木 稔，境 脩 ほか：日本における水道水フッ化物添加の実現に関する論考 関係者の合意形成と環境整備，口腔衛生学会雑誌，51(2)：138-144，2001
5) 筒井昭仁：米国の水道水フッ化物添加を中心としたフッ化物利用の歴史と現状―う蝕，歯のフッ素症の状況に関するレビュー―，口腔衛生会誌，51：2-19，2001
6) 田浦勝彦，晴佐久悟，境 脩 ほか：韓国の口腔保健推進への取り組みについて―口腔保健法と地域水道水フッ化物濃度適正化20周年記念から今後のわが国の口腔保健への提言―，口腔衛生会誌，52：168-174，2002

● 国内の専門家向け図書
1) 飯塚喜一，丹羽源男，日本歯磨工業会 編：歯磨剤を科学する 保健剤としての機能と効果，学建書院，1994
2) 日本口腔衛生学会・フッ素研究部会 編：口腔保健のためのフッ化物応用ガイドブック，口腔保健協会，1994
3) 高江洲義矩 監修：フッ化物と口腔保健 WHOのフッ化物応用と口腔保健に関する新しい見解（日本語訳），一世出版，1995
4) 可児瑞夫 監修：これ一冊でわかるフッ化物の臨床応用 ホームケアとプロフェッショナルケアのすべて，歯科衛生士別冊，クインテッセンス出版，1996
5) 日本口腔衛生学会フッ化物応用研究委員会 編：フッ化物応用と健康―う蝕予防効果と安全性―，口腔保健協会，1998
6) 飯塚喜一，境 脩，堀井欣一 編：これからのむし歯予防―わかりやすいフッ素の応用とひろめかた―第3版，学建書院，2000
7) 田浦勝彦，木本一成，磯崎篤則 ほか：だれにでもできる小さな努力で確かな効果―う蝕予防とフッ化物の応用―，砂書房，2001
8) 高江洲義矩，境 脩 監修：フロリデーション問答集―久米島バージョン―，(社)沖縄県歯科医師会・沖縄県具志川村，(株)大創出版部，2002
9) 花田信弘 ほか編：新しい時代のフッ化物応用と健康―8020達成をめざして―（CD-ROM付き），医歯薬出版，2002
10) 高江洲義矩 監修，中垣晴男，眞本吉信 編：21世紀の歯科医師と歯科衛生士のためのフッ化物臨床応用のサイエンス，末永書店，2002
11) 日本口腔衛生学会フッ化物応用委員会 編：米国におけるう蝕の予防とコントロールのためのフッ化物応用に関する推奨（CDC），口腔保健協会，2002
12) 日本口腔衛生学会フッ化物応用委員会 編：フッ化物ではじめるむし歯予防，医歯薬出版，2002
13) フッ化物応用研究会 編：う蝕予防のためのフッ化物洗口実施マニュアル，社会保険研究所，2003
14) NPO法人日本むし歯予防フッ素推進会議 編：日本におけるフッ化物製剤 第7版，―フッ化物応用の過去・現在・未来―，口腔保健協会，2004

〈検印廃止〉

わかりやすいフッ素の応用とひろめかた
―21世紀の健康づくりとむし歯予防―

2005年8月10日 第1版第1刷発行

編者 境 脩(サカイ オサム)
小林 清吾(コバヤシ セイゴ)
佐久間 汐子(サクマ シホコ)
田浦 勝彦(タウラ カツヒコ)
八木 稔(ヤギ ミノル)

発行者 木村 勝子
印刷・製本 三報社印刷㈱
発行所 ㈱学建書院

〒113-0033 東京都文京区本郷2-13-13(本郷七番館1F)
TEL(03)3816-3888　FAX(03)3814-6679
http://www.gakkenshoin.co.jp

ⒸSakai Osamu et al., 2005

本書の無断複写は、著作権法上での例外を除き禁じられています．
ISBN 4-7624-0649-X